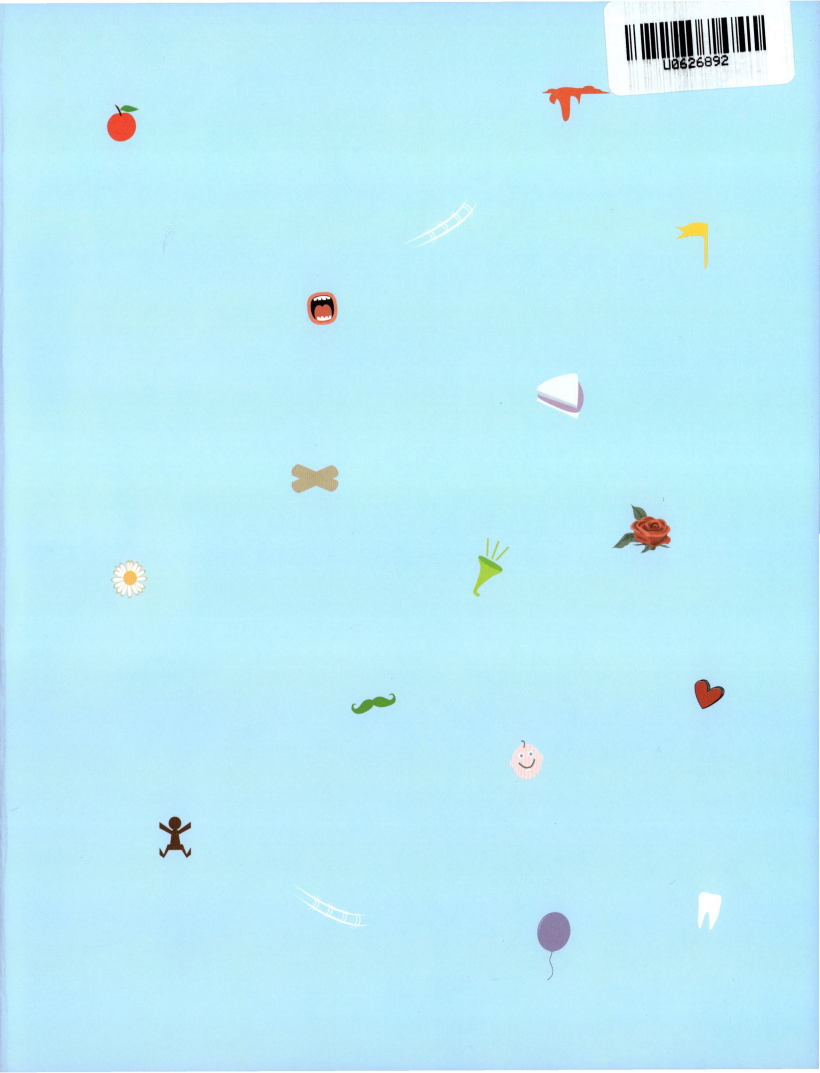

关于人体生物学的趣味读本

[英] 汤姆·杰克逊 著

聂雪冰 译

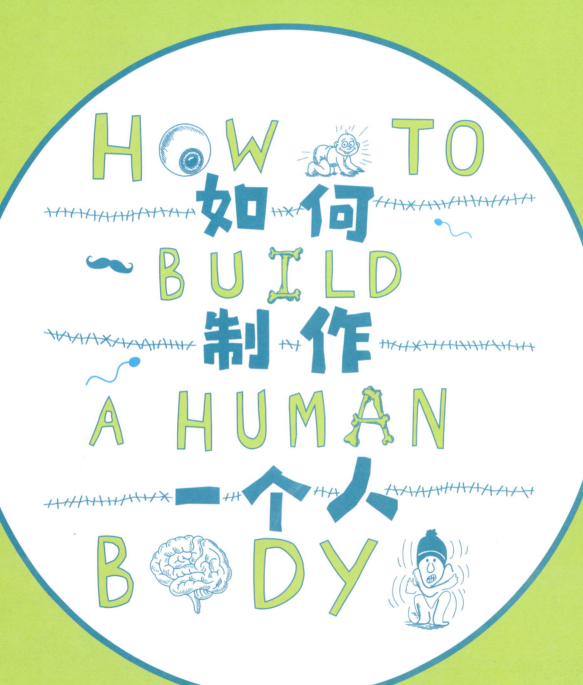

HOW TO BUILD A HUMAN BODY

如何制作一个人

北京日报出版社

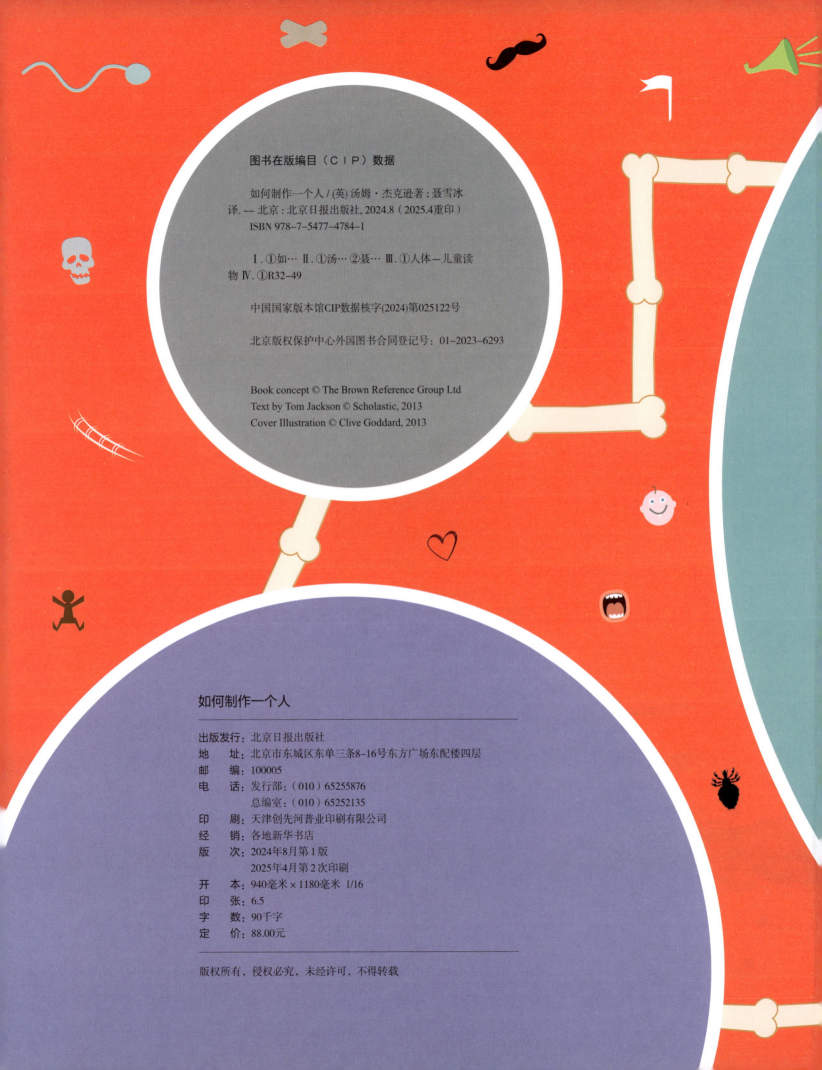

图书在版编目（CIP）数据

如何制作一个人 / (英) 汤姆·杰克逊著；聂雪冰译. -- 北京：北京日报出版社, 2024.8（2025.4重印）
ISBN 978-7-5477-4784-1

Ⅰ.①如… Ⅱ.①汤…②聂… Ⅲ.①人体—儿童读物 Ⅳ.①R32-49

中国国家版本馆CIP数据核字(2024)第025122号

北京版权保护中心外国图书合同登记号：01-2023-6293

Book concept © The Brown Reference Group Ltd
Text by Tom Jackson © Scholastic, 2013
Cover Illustration © Clive Goddard, 2013

如何制作一个人

出版发行：北京日报出版社
地　　址：北京市东城区东单三条8-16号东方广场东配楼四层
邮　　编：100005
电　　话：发行部：（010）65255876
　　　　　总编室：（010）65252135
印　　刷：天津创先河普业印刷有限公司
经　　销：各地新华书店
版　　次：2024年8月第1版
　　　　　2025年4月第2次印刷
开　　本：940毫米×1180毫米　1/16
印　　张：6.5
字　　数：90千字
定　　价：88.00元

目录

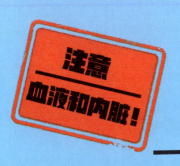

注意
血液和内脏！

开启探索之旅

你"进入"过人体内部吗？来吧，我们正准备出发。你即将穿越皮肤，游历五脏六腑，拨动肌肉，在神经上玩过山车。准备好了吗？人体学习之旅开始啦！

这是一本关于人体生物学的书。这门科学研究你的身体是由哪些物质构成的、你身体的各个部分是怎么运转的，以及各个部位的功能，等等。

当然，你不是第一个好奇自己的皮肤下面是什么样子的人。从古至今，人们一直都在研究"自己的身体"。人们发现，人体有着一套天衣无缝的精密组件：运动部件、控制系统、燃料供给装置，以及废物处理器。还有一个部件让你能够遐想，帮你回忆很久以前的事情，这就是你的大脑（思想、记忆和情感都来自大脑）。

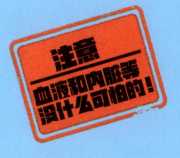

注意
血液和内脏等
没什么可怕的！

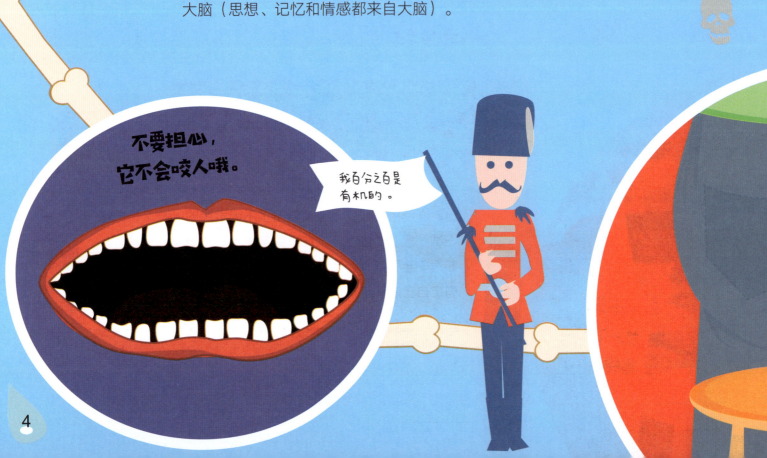

不要担心，它不会咬人哦。

我百分之百是有机的。

4

就像所有复杂的机器一样，人体的运转也是多方面协作的。本书的第一章着眼于人体最基本的组成部分，从构成身体的细胞，到我们熟悉的毛发、肌肉等。随后，我们会讲身体里的器官，它们是各种身体机能的枢纽，任重道远：心脏泵血，胃消化食物，肝脏则是多面手，承担着许多任务。接下来，我们探索感官，它们是我们的工具，帮助我们欣赏音乐、品尝美味，以及读这本书。最后一章，我们把所有的身体部件纳入各类系统，几个部件就构成了一个协作团队。不管怎么看，你都会发现人类的身体真是非常奇妙——当然包括你的！

假如你对血液和内脏感兴趣，你会发现本书会时不时地提到它们，不过，如果你想了解得更详细一些，可以读一读第26—27页以及第二章的一些内容。如果你对"便便"的形成更感兴趣，那么请翻到48—49页。如果你觉得这些都有些无聊，那么可以翻到第90—91页，读一读关于睡眠的知识。当然，我们希望你会喜欢这本书，希望这本书让你耳目一新。

别看我年龄小，却对便便这个话题超级感兴趣！

开启探索之旅吧！

一个关于框框的框框

在这本书中，随处可见各式各样的小框框。"这是真的"专门讲一些你可能不知道的事情；"伟大的科学家"向你介绍那些为人体探索做出了不起贡献的人物；"试一试"里有一些你可以在家或学校里做的小实验，它们都很安全，绝不会教你开膛破肚。话说回来，如果你不确定自己能不能做，就去问问你的爸爸妈妈吧。

不只是扎一下会疼那么简单！

制造一个人体，你需要些什么？

我们的身体很复杂，但又很简单——由简单的化学物质（元素）构成，或者由这些元素的组合（化合物）所构成。

我们反对你把自己的身体分解成一个一个的化学元素，这可不是好玩儿的。不过，说一说还是可以的。（因为，你肯定知道什么能做、什么不能做，对吧？）话说回来，如果人体被分解了，就会变成一大堆东西。首先，你身体中的大部分元素在其他生物体中也存在，碳元素就是其中之一。另外，分解后的身体会湿乎乎的，因为人体最多的成分是水。

我是说真的，千万别尝试分解自己，听话！

注意
千万别尝试
分解自己！

制造一个70千克的成年人，你大约需要：

43 千克氧 ····· 大部分用于合成水

16 千克碳 ····· 所有的有机化合物都需要它

7 千克氢 ····· 大部分用于合成水

1.8 千克氮 ····· 蛋白质需要它

1 千克钙 ····· 骨头和牙齿需要它

140 克钾 ····· 肌肉和神经需要它

140 克硫 ····· 维生素和酶需要它

100 克钠 ····· 肌肉和神经需要它

95 克氯 ····· 用于转化能量

19 克镁 ····· 用于转化能量

6 克铁 ····· 参与运输氧

制造一个人体

把这些化学物质混合在一起，就能制造出一个人来吗？远远不够，否则，你在实验室里就能制造人了。不过，人们很早就开始琢磨这件事了，最著名的一个设想当属弗兰肯斯坦创造生命。但是，弗兰肯斯坦作弊了：他仅仅是把死去的人的肢体组装在一起，再用电击，这家伙就活了。在现实中，这是无法实现的。（其实，弗兰肯斯坦做得也不怎么样，他最终因为自己制造的怪物而死去。）但有一件事，弗兰肯斯坦是对的——人体是导电体。

小说《弗兰肯斯坦》中的人物，玛丽·雪莱于1818年出版。

这是真的

你身体的大多数细胞里都有 DNA，它有着双螺旋结构，染色体 DNA 总长约 2 米，DNA 携带着你的遗传密码。

每个成人的身体里都有206块骨头，它们的主要成分是钙。

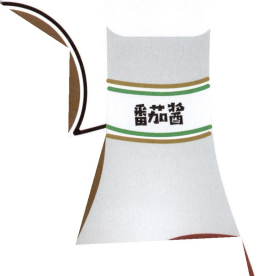

番茄酱

你还需要

少量的铜、硒、锌、碘和其他几十种人体需要的微量元素。

身体里的各种物质可以用来制作哪些东西？

- 做一个约 5 厘米长的铁钉
- 碳可以用来制作大约 900 支碳铅笔
- 磷可以用来制作大约 2000 根火柴
- 硫可以用来帮一只狗狗除去身上的跳蚤
- 钾、氮和硫可以做成足够放一次烟花的火药
- 装满大约 50 瓶水（1 升装的瓶子）
- 够给 100 份薯片撒盐
- 镁可以用来制作一支烟花棒

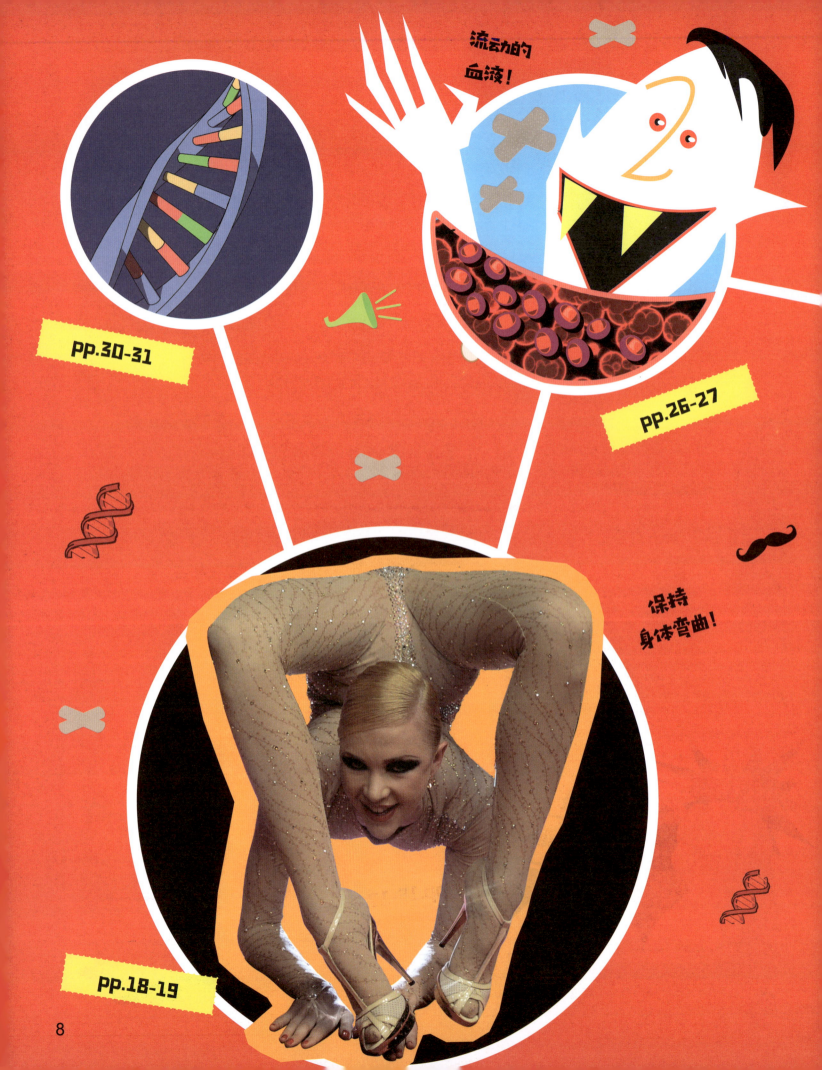

流动的
血液!

PP.30-31

PP.26-27

保持
身体弯曲!

PP.18-19

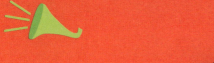

pp.12-13

有些物质太小了，肉眼看不到哦。

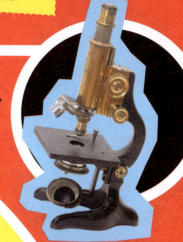

第一章

人体的基本组成要素

这本书会告诉你，元素是如何构成了如此多的东西（实际上是所有物质）。本书有四个章节，但其中有很多内容是相互联系的，因此你从哪页开始阅读都可以（或许从接下来几页开始是最合适的）。如果你需要些提示的话，后面还有一张科学术语表可以查阅。

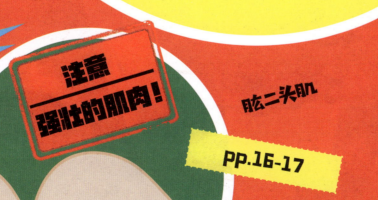

注意强壮的肌肉！

肱二头肌

pp.16-17

身体，你好！

人体有它自己的使命吗？答案是肯定的。事实上，它真正且唯一的使命就是尽可能长时间地有效运转。你可以把它想象成一个有电源、发动机、传感器、控制系统和排气管道，又有生命的机器，那么，它和没有生命的机器有什么不同呢？

你可能会想到：身体吸收营养物质（燃料）、吸入空气、四处移动并且排泄废物。但是，汽车似乎也是如此。

那么，要如何区分生命体和非生命体呢？总的来说，生物体有且仅有七大特征：运动（Movement）、呼吸作用 (Respiration)、应激反应 (Sensitivity)、生长（Growth）、繁殖（Reproduction）、排泄（Excretion）、（吸收）营养物质（Nutrition）。为了方便记忆，我们用这七大特征的外文首字母组成了一个新词：Mrs Gren（格伦太太）。

虽然许多机器也有其中的一些特征，比如汽车会移动，晶体可以生长，高科技工厂里的机器人能够复制自己（通过制造另一个机器人），但是只有生命体拥有上述的全部特征。

这里说的非生命体可不包括逝去的生命体哦，因为生命体在逝去之前也是有生命的。

注意 这是生命体！

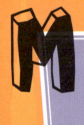

运动：身体的运动有多种方式，比如，人们在提重物时肌肉会收缩，关节会旋转。不过，提到运动，人们想到的可能更多是肢体运动（参见第14—17页）。

应激反应：我们的身体能够感受到外部或内部环境的变化。简单来说，我们有五种感觉：视觉、听觉、触觉、味觉、嗅觉，我们的身体总能对感官觉察到的信息做出反应。

呼吸作用：指的是吸入氧气的过程。我们会把氧气吸入肺部（参见第38—39页），而有些生物会通过鳃或皮肤吸入氧气。细胞在氧的参与下会释放能量，这个过程被称为有氧呼吸。

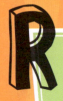

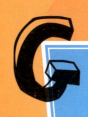

生长：生命开始于一个小小的细胞，细胞一次又一次地分裂，新生命得以生长。身体在生长过程中会变得强大，并且会进行自我修复。

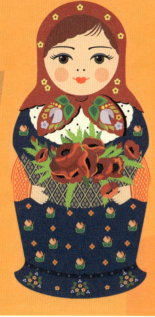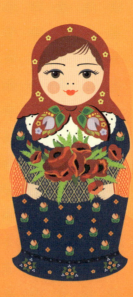

细胞是构成生物体的基本单位，那我们就从认识细胞开始吧。

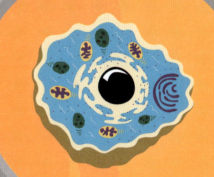

繁殖：生物产生新的个体的过程。当来自父亲的精子和来自母亲的卵子相结合时，生命就开始了！（参见第 86—87 页）

排泄：排出废物的过程。人体排泄的这一过程主要通过排尿的方式来完成。（"便便"一般不属于代谢废物。）

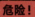 危险！

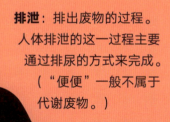

（吸收）营养物质：营养物质是"食物"的另一种说法。营养物质经过新陈代谢的过程，会转化为维持生命活动的能量。

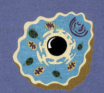

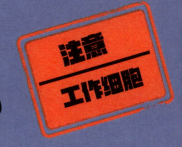
如何看见自己的细胞？

人体是由细胞构成的。细胞极其微小，借助显微镜才能看见。一个成年人的身体中大概有50万亿个细胞！所有的细胞都是以相同的方式构建的，但它们可以做不同的工作。

细菌细胞比人类细胞小数百倍，它们生活在我们的体内和体表。据科学家估计，平均每个人体细胞内都寄存着10个细菌细胞。

细胞中含量最多的是一种黏稠半透明的物质（细胞质），你可以把细胞质想象成一种混合了上千种化学物质的水。在细胞质中，散布着许多具有一定结构和功能的小颗粒（细胞器）。正是这些小颗粒使细胞得以正常运转，完成繁重的工作。不同的细胞器有不同的功能，就像工厂里的工人有不同的工作。

细胞被一层薄膜（细胞膜）包围，这层薄膜是由膜蛋白分子和膜脂分子等组成的。它只有几纳米那么薄，但是足以保护细胞内部的运转：既不让有用物质任意地渗出，也不让有害物质轻易地进入。

伟大的科学家

罗伯特·胡克（Robert Hooke，1635—1703）
住在"细胞"中

1665 年，胡克通过有效运用新发明的显微镜，有了一系列新发现。一次，他在观察由橡树树皮制成的软木塞的切片时，发现它是由数千个小单位（微小的隔间）构成的，这使他联想到修道士们居住的单人房间，于是他便用单人房间"cell"一词命名细胞。这是历史上第一次真正地记载细胞的发现并对其命名。

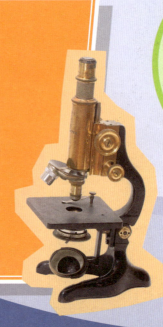

这是真的

细胞膜上有各种各样的蛋白质，它们充当着孔隙和泵，确保细胞可以选择性地交换物质。

用一点脸上的皮屑

这个简单的方法可以让你看到自己的细胞。

你需要准备：

- 显微镜
- 载玻片 & 盖玻片
- 滴管
- 稀碘液
- 牙签
- 吸水纸
- 勺子
- 水

- 滴水：用滴管吸取清水，滴一滴到载玻片中央。
- 取材和盖片：用勺子轻轻地刮一点脸上的皮屑（脸颊细胞），并用牙签将之浸入到水中，然后轻轻地把盖玻片放到载玻片上。
- 染色：在盖玻片一侧滴一滴稀碘液，用吸水纸从盖玻片的另一侧吸引，使稀碘液浸润标本的全部。

现在，你可以在显微镜下看到你的细胞了：它们看起来就像装着水且里面有黑点的袋子。

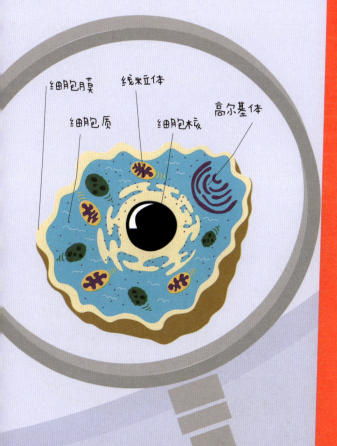

细胞膜　线粒体　细胞质　细胞核　高尔基体

细胞工厂

细胞中的细胞器有不同的功能，它们把细胞变成了我们身体的工厂。

细胞核：遗传物质的主要存在场所。细胞核中的化学代码决定着细胞的形成方式以及细胞的功能，你可以把细胞核想象成细胞代谢和遗传的控制中心。

核糖体：细胞内的一种核糖核蛋白颗粒。这些"小点点"的工作是将遗传密码翻译成特定的蛋白质。每个细胞的工具箱里都有数千种不同的蛋白质。

内质网：这些由膜组成的管道是细胞的运输网络。其中，糙面内质网上有核糖体颗粒附着，并由此得名，这是大多数细胞蛋白质的合成场所；光面内质网与合成脂质和其他化学物质有关。

高尔基体：你可以把它想象成一个包装工厂——加工与修饰内质网合成的蛋白质，并把它们运输到细胞的特定位置或分泌到细胞外，这些物质被包裹在小液泡中进行运输。

溶酶体：这是细胞的"消化车间"。溶酶体的作用是分解衰老、损伤的细胞器以及吞噬从外界进入到细胞内的有害物质。

线粒体：细胞的"发电站"，氧化糖类分子释放能量的场所。线粒体为细胞提供能量，使细胞正常运转。

如果没有骨头

没有人喜欢被要求一直坐得笔直，但是你真的要感谢你可以这样做！如果没有骨头，你的身体就会像一个松软的袋子，不能站立和行走。如果没有骨头，你只能蠕动前行，就像蠕虫那样。

骨骼

一个成年人的身体共有 206 块骨头，它们相互连接构成人体的骨架，即骨骼。骨骼的作用就像支撑建筑物的柱子和大梁，不仅支撑着身体，而且还保护着身体重要的部位，例如，由肋骨、胸骨和胸椎相连构成的胸廓保护着心脏、肺部和其他主要器官，颅骨保护着大脑。骨骼是坚硬的组织，为肌肉提供支撑，这样，我们就能运动起来了。

然而，这只是开始……骨头储藏矿物质，骨头中的骨髓制造血液。一些有毒物质，比如铅和汞，在没有被安全从身体中移除之前，也会蓄积在骨骼中，并对健康造成危害。另外，如果没有骨头，我们就听不到声音（参见第 63 页）。

如钙等化学物质，对人体的健康起着重要作用。

伟大的科学家

安德烈亚斯·维萨里（Andreas Vesalius，1514—1564）
首次准确记录骨骼

很长一段时期里，解剖学界的权威人物是一位叫作盖仑的古罗马医生，他当时的工作是负责照顾角斗士，然而，他的解剖理论有很多错误。1543 年，比利时医生安德烈亚斯·维萨里发表了重要著作《人体的构造》，这是对骨骼的第一次准确记录。

颅骨：实际上，颅骨是由 23 块骨头连接而成的一个圆形的、中空的脑壳，上面有眼睛和鼻子的孔

下颌骨：唯一一块与其他颅骨构成关节而能够活动的颅骨

锁骨：与肩胛骨相连

肩胛骨：为三角形扁骨

肋骨：共 12 对

肱骨：连接着手臂的下半部分和肩部

脊柱：由相互连接的一块块小椎骨组成了可弯曲的"链条"

股骨：人体中最长的骨头

髌骨：俗称膝盖骨

骨盆：由骶骨，尾骨和两块髋骨组成

尾骨：尾巴退化后残留的痕迹

腓骨和胫骨：一对平行排列的骨头，构成了人体小腿的骨骼

足骨：两只脚的骨头大约占了人体骨头总数的四分之一

这是真的

刚出生的婴儿有 300 多块骨头，随着婴儿长大，许多骨头会结合在一起，最终融合成 206 块。

注意

咯咯作响！

一个成年人有206块骨头，每一块骨头都非常重要！

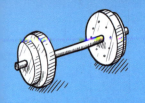

肌肉是如何工作的？

我们能够运动，几乎全是肌肉的功劳。这些密集的一束束的肌纤维（肌细胞，因其内部结构为纤维状，所以又称肌纤维）能够通过收缩和舒张让身体运动起来。

展示一下你的肌肉力量！发力时你会发现肌肉凸起，这是因为肌纤维收缩了，或者说长度缩短了，细长的肌肉变得又短又厚。当肌肉放松时，肌纤维会回到原来的长度。

肌肉收缩！

你的全身有几百块肌肉，肌肉有不同的形态，有长肌、短肌、扁肌和轮匝肌（环形的）。轮匝肌通过收缩，让眼、口等像束口袋一样闭合；让你走路、挥手的肌肉，是长肌，其两端通过肌腱分别连接着不同的骨头，肌肉收缩，如果缩短了两块骨头之间的"绳索"，就会牵动骨骼活动。

**注意
不要让肌肉
过度疲劳！**

肌肉工作的奥秘！

肌肉的收缩源自数以百万计的肌纤维的滑动。大多数肌肉都是成对运动的，当一块肌肉收缩时，另一侧肌肉就会伸展。

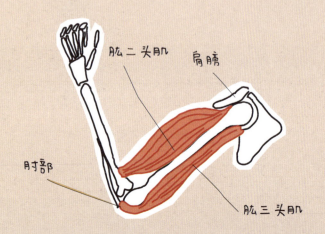

肱二头肌　　肩胛
肘部
肱三头肌

路易吉·伽伐尼 (Luigi Galvani, 1737—1798)
意大利电生物学家

1780 年，路易吉·伽伐尼无意间发现，用两种不同的金属片同时触碰一只死去的青蛙的大腿，会使青蛙腿部的肌肉发生抽搐，像是被电流击中一样，伽伐尼称之为"生物电"。他的这一成果为电池和电学的发展铺平了道路，而且还给作家玛丽·雪莱提供了创作灵感。

肌肉的类型

第一种是骨骼肌，让人体产生运动。它们在我们的控制之下——我们可以决定它们何时收缩，即使我们在很多时候会让它们处于"自动驾驶"的状态。第二种是平滑肌，不随意志收缩，我们无法控制它们。这些平滑肌存在于消化系统、血管壁、膀胱和呼吸道中，比如它们会使你的血管富有弹性，甚至使你的头发竖起来，但是你都不会察觉到它们在工作。第三种是心肌，是所有肌肉中最强韧的，只存在于心脏中。心肌每分钟会收缩几十次，让心脏持续搏动，将血液输送到全身，从不休息，也不受意识支配。

这是真的

成年人腿部的肌纤维能长达 30 厘米。

你不知道的秘密

肌肉酸痛

为什么剧烈运动后会感到肌肉酸痛呢？因为乳酸堆积。乳酸是我们运动过程中，体内葡萄糖代谢过程中所产生的中间产物。当你运动过度，身体就会缺氧，从而导致大量的过度产物（乳酸）在体内堆积，这会让你感到局部肌肉酸痛、僵硬。

这是真的

人体中最小的骨骼肌位于耳朵内部，名为镫骨肌。它的长度刚刚超过 1 毫米，但足以稳定住镫骨（人体内最小的骨骼）。

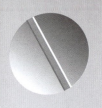
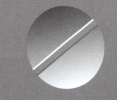

关节、韧带与肌腱

你最熟悉的身体部位也许就是关节，包括肩关节、肘关节、踝关节、膝关节。身体各部位围绕着它们摆动和旋转，你可以把它们视为铰链和轴心。关节的任务非常艰巨，因此，它们非常坚硬。

软骨是一种坚韧的类骨物质，它构成了一些鱼类的骨骼，比如鲨鱼。

关节坚固有力，然而，坚硬也会带来问题——相邻骨的接触面会互相摩擦。为避免这种情况发生，骨的末端覆盖了一层海绵状弹性软骨，能够作为缓冲减少运动时的摩擦。此外，关节的周围附有关节囊——分泌黏稠的滑液，滑液有点像蛋清，可减少关节中相邻骨的摩擦。

韧带连接

韧带连接着骨与骨，韧带质坚韧、有弹性，能够阻止关节在错误的方向上过度弯曲。韧带伸展缓慢，身体突然加速可能会导致韧带损伤，这就是为什么运动员在剧烈运动前要拉伸韧带的原因。当你扭伤脚踝时，可能是因为过度拉伸了它的韧带。

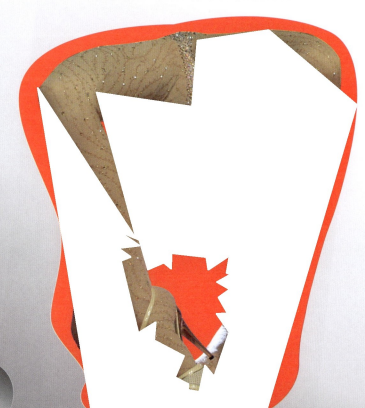

肌腱连接

肌腱是连接肌肉和骨头的桥梁，当肌肉收缩时，通过牵拉肌腱而牵拉骨头，从而使身体运动起来。

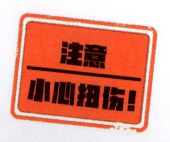

注意
小心扭伤！

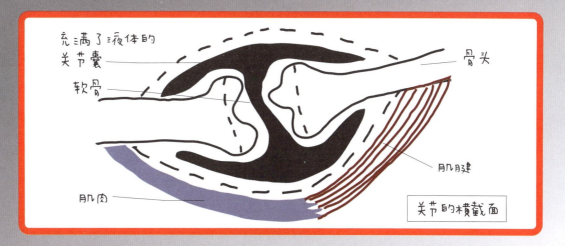

充满了液体的关节囊

骨头

软骨

肌腱

肌肉

关节的横截面

比一比

举重运动员和健美运动员都拥有发达的肌肉，他们的肌腱很短，这就给他们的关节周围留下了足够的空间来增加肌肉体积。相比之下，杂技演员韧带的伸展性更大，这让他们几乎可以随意弯曲身体。然而，过度运动会导致韧带损伤，甚至影响日常活动。

这是真的

跟腱连接着小腿和脚部，是人体中最强大的肌腱。研究显示，行走时，跟腱承受2—3倍于自身体重的应力；奔跑时承受应力可达体重的12.5倍。

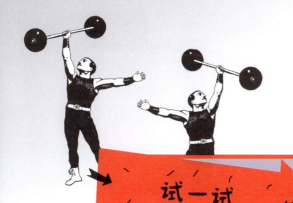

试一试

肌腱小实验

你的手指灵活吗？我们来做一个小实验。

将五个手指张开，掌心朝下放在桌子上，然后把无名指折叠到手掌下面。抬起一根手指，放下后再抬起下一根，依次进行，你都能做到吧？现在，展开无名指，折叠中指，再抬起其他手指试试，你会发现，不管怎么努力都无法抬起无名指。这是因为无名指与中指共有的肌腱被充分拉伸，无名指的肌肉无法拉回肌腱以抬起无名指。

你需要准备：
- 一张桌子
- 一只手（你自己的）

了不起的双手

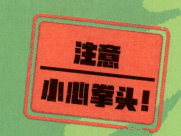
注意
小心拳头！

你知道吗？你的手是非常了不起的工具，每只手由27块骨头组成，手和手臂相连，可以做旋转、抓握、戳和猛击等动作。

手指使用指南

拇指和其他手指可以做一些独立的动作，也可以作为一个"团队"来完成各种各样的任务。人类的双手非常特别，这也是人类和其他动物的区别之一。手指为我们的生活带来了哪些帮助呢？

1 勾握

除拇指之外的另外四根手指能够做出弯曲成钩状的动作，从而提起重物。

古人：搬起沉甸甸的石头，以寻找适合植物生长的土壤。

今人：打开冰箱门。

2 抓握

手指和手掌环绕住一个物体，施以有力的抓力。

古人：拿着棍子挖洞，以寻找水源。

今人：从冰箱里拿出一瓶水。

3 捏握

一个精细的动作——用拇指和另外一个或两个手指夹住一个物体。

古人：从带刺的灌木中采摘浆果。

今人：从一包糖果里拿出来一两颗。

4 单独摆动

每根手指都能独自做出一些动作。

古人：睡前在岩壁上涂抹出一幅狩猎的场景，以期次日能收获更多的食物。

今人：用手机点外卖。

你的指纹有着怎样的纹路？

你的指纹非常独特！

你需要准备：
- 一根手指（你自己的）
- 一支铅笔
- 一张白纸
- 气球（先不要吹起来）

用铅笔在白纸上涂一块厚厚的黑色块，将一根手指的指腹用力压在黑色块上，这样指腹上就覆盖了一层黑色的墨。然后，小心地把手指指腹按压在气球的表面。最后，给气球吹气。瞧，独特的指纹纹路出现了！（你也可以用这个方法看看其他手指指腹上的指纹哦。）

惊人的拇指

在医学界，"digits"一词既有"手指"的意思，也有"脚趾"的意思。而且，这个词还有"数字"的意思，因为一些人最开始都是用手指来数数的。

手上的所有部位都非常了不起，但拇指可能是最关键的部位。与其他手指不同，拇指是对生的。这意味着它可以在手掌前旋转，并触摸到所有其他手指的指尖，这就是我们能够抓握很多物体的原因。

猴子等灵长类动物的拇指也是对生的。

手的结构

每只手都由腕骨、掌骨和指骨构成。其中，位于手腕处的腕骨增加了手的灵活性，如果没有腕骨，你就无法挥动双手。掌骨共 5 块，为小型长骨。指骨分布在手指上，拇指只有 2 节指骨，其他手指各有 3 节指骨。

触觉敏感

手掌内侧的皮肤无汗毛，呈肉质的褶皱状，且指尖处有非常丰富的感觉神经末梢，所以手掌的触觉非常敏感。

这是真的

每个人的指纹和掌纹都是独一无二的，即使是同卵双胞胎，指纹和掌纹也是不同的。

你不知道的秘密

"左撇子"

通常小宝宝在 6 个月大的时候，开始使用一只手多于另一只手。正常情况下，使用较多的是右手，但大约有 10% 的人是"左撇子"。有调查显示，习惯使用左手的人往往更聪明——但这尚未得到科学证明。

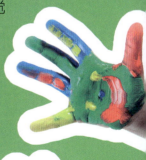

点缀上毛发和指（趾）甲

你的身体是不会真正停止生长的，即使有一天你的身高不再增长，身体的一些部位仍继续生长。对大多数人来说，最明显的就是头发的持续生长。我们的头部被毛发覆盖着，那么它们的作用是什么呢？

角蛋白还存在于动物的毛发、羽毛、蹄、爪中。

注意 定期理发！

你 在理发时不会感到疼痛，那是因为头发是没有生命的。头发的主要成分是一种不溶于水的角蛋白，这种蛋白也存在于我们的皮肤、指甲中。

毛茸茸的头

你发现了吗？我们的头发比身体其他部位的毛发多了很多，科学家们还没有找到产生这种差别的真正原因。最好的解释是，在炎热的天气，头发能够保护头部不被太阳晒伤；在寒冷的天气，头发有助于头部保暖。你的头发大约有9万根，每个月生长约1厘米。你每天大约会掉100根头发，不过别担心，它们会再长出来的。

这是真的

阿莎·曼德拉是最长头发的吉尼斯世界纪录保持者。2022年，她的头发长达33.5米。

身体上的毛发也有御寒的作用，当汗毛竖起时，皮肤上会起一层鸡皮疙瘩，以减少热量流失。

秃头

有些疾病会导致大量脱发，然而，在大多数情况下，秃头是成长的一部分——尤其是男性成长过程的一部分。男性脱发或从鬓角开始，或从前额发际开始，或从头顶开始，头发会逐渐变稀疏，毛囊最终会停止工作，没有人真正知道这是为什么。一些秃头的男性说这是因为他们体内有大量的雄性激素，然而，随着年龄增长，男性的雄性激素水平会下降，因此脱发会变得愈发严重。看来，这也许不是很好的解释。

发色

头发的颜色取决于真黑素和褐黑素两种色素的比例。黑色头发和棕色头发中真黑素的比例较高，而红色头发中褐黑素的比例较高。在金色头发中，两种色素的含量都很低。随着头发中黑色素含量的下降，头发会慢慢变成灰色，待黑色素完全消失后，头发就会变成白色。

特殊的毛发

有些毛发有特殊的作用。比如，眉毛发挥着排水系统的作用，当汗液从前额流下来时，浓密的眉毛会将汗水引到脸颊处，这样汗水就不会进入眼睛。再如，睫毛像眼睛的小卫士一样，保护着眼球不受灰尘、小虫等侵犯。腋毛覆盖着腋窝部位，能防止皮肤感染，当手臂摆动时，腋毛能减少皮肤间的摩擦，还有助于将汗液排出体外。

神奇的指（趾）甲

我们不像一些动物那样有锋利的爪子，但我们的手指和脚趾上长有指（趾）甲。像头发一样，指（趾）甲的主要成分是角蛋白，指（趾）甲质地比较坚硬，保护着下面柔软的部位。指（趾）甲生长缓慢，手指甲一年生长 3—3.5 厘米，脚指甲的生长速度会更慢一些。手指甲的存在增强了手指触觉的敏感性，当你剥水果或者抓取很小的物体（如皮屑等）时，手指甲能带来很多方便。

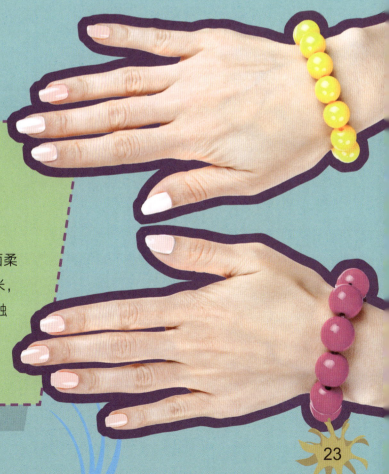

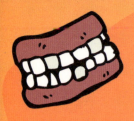

装上两排牙

你知道吗，你身体里有个部位比金子还硬，可以保存上千年，在其他部位变成尘土很久之后还依然存在！没错，你可能已经看到了，那就是你的牙齿。你脱落的乳牙也许被精灵们收藏起来了！

门牙（切牙）：进食时首先用到的牙齿，共8颗，上下各4颗。对着镜子微笑，你就会看到上门牙，门牙的边缘非常锐利，以便切断食物。

这是真的

目前，人类最长牙齿的吉尼斯世界纪录来自一名克罗地亚男子。这颗牙长达3.72厘米！

牙齿是食品加工机。食物进入口腔后，牙齿通过切割、撕碎、碾碎，将食物"加工"成黏糊糊的状态，这样你就不容易被噎住，也能减轻肠胃的负担。如果你没有牙齿——也没有唾液——来加工食物，吞咽就会变成一件非常困难的事。

大多数成年人有 32 颗牙齿，左右对称。不是所有的牙齿都长成一个样子，牙齿有分四种类型：门牙（切牙）、犬牙（尖牙）、磨牙（包括前磨牙、磨牙）和智齿（第三磨牙），它们各自发挥着不同的作用。

乳牙

我们出生时是没有牙齿的，在 6—10 个月大时开始长牙，两岁半左右长齐 20 颗，这些牙齿就是乳牙。从 7 岁左右开始，乳牙会逐渐被恒牙取代，这时牙精灵们可能会十分忙碌。

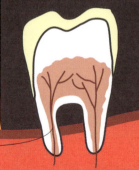

犬牙（尖牙）：共4颗，紧挨着门牙。人类的犬牙很短（除非你是吸血鬼），但也很尖。当你需要撕碎食物时，它们就派上用场了。

皮埃尔·福歇尔（Pierre Fauchard，1678—1761）
牙科之父

　　法国外科军医福歇尔发明了牙钻，研发了多种补牙材料，并且第一次指出患者应躺在舒适的椅子上。几个世纪以来，牙医们认为牙痛是因为蠕虫的存在，福歇尔证明了"牙虫说"是错误的，并发现吃糖会导致蛀牙。

磨牙：在犬牙旁边上下各排列着8颗磨牙。这些扁平的牙齿更多是用来碾碎而不是切割、撕碎食物。

远离龋齿

　　你有没有见过电影里海盗偷金币的场景？他们用牙齿咬的方式来判断金币的真假。相对其他金属来说，黄金较软，所以会留下牙印。牙齿为什么如此坚硬？因为牙齿表面覆盖着牙釉质，后者主要由一种名为羟基磷灰石的结晶体构成。

　　食物中的酸性物质会腐蚀牙齿上的牙釉质，使其变薄，诱发蛀牙。为了保护牙釉质，我们在刷牙时可以适量使用含氟牙膏。氟离子会增加牙釉质晶体对酸性物质的抵抗力，当再一次进餐、酸性物质出现时，坚固的牙釉质能够更好地抵御酸的侵蚀。

智齿：位于口腔的最里面，共4颗，看起来像巨大的磨牙。智齿一般在成年以后才长出来，因为人们成年后心智比较成熟而得名。（当然，不是所有人都会长智齿）

注意
好好刷牙！

25

流动的血液

别晕倒！是时候谈谈血液了。当你不小心划破手指时，你会发现，流出的血是一种黏稠的红色液体。实际上，血液是人体的运输系统，可以将氧气、营养物质运往全身的每一个细胞。除此之外，血液还有很多作用，从多种方面来说，血液循环对生命来说意义非凡。

____个正常成年人的血液总量约为 5升，这不算多，但要是没有它们，麻烦可就大了。血液为独特的红色，这是因为红细胞中存在一种富含铁的名为血红蛋白的物质，血红蛋白能够将氧气运送到全身的细胞。另外，血液中的激素像信使一样向各个器官传递指令（参见第 76—77 页）；白细胞巡逻并清除入侵的细菌和病毒（参见第 74 页）；血小板像维修人员一样随时待命，参与止血和凝血。

5升有多重呢？往家里的水桶中加入 5升水，拎起来感受一下吧。

这是真的

我们的血液中会生成许多死亡的红细胞，其中含有的血红蛋白会被分解成血红素和胆红素。胆红素会使便便呈棕色。

安东尼·范·列文虎克（Antoni Van Leeuwenhoek，1632—1723）
显微镜之父

1674 年，荷兰科学家安东尼·范·列文虎克利用自己发明的第一台光学显微镜首次观察到了红细胞。范·列文虎克粗略估计每个红细胞的直径约为 8.5 微米。

血液成分

将近一半的血液是由血细胞组成的，血细胞分为红细胞、白细胞和血小板三类。其中，红细胞富含血红蛋白，占比最多。白细胞是免疫系统的一部分，白细胞数目过低或者过高都提示存在某种疾病。血液的其余部分是一种名为血浆的半透明液体，血浆主要负责运载血细胞，运输营养物质和代谢废物。

有时不小心磕碰了一下，被伤到的皮肤会出现淤青。

伤口愈合

当你不小心划破皮肤时，血液会从伤口处渗出来，但伤口处会逐渐结痂。你可以把结的痂想象成血液的修复系统打的"补丁"，实际上，这是因为血小板发挥了凝血功能（参见第 53 页）。

注意
小心晕倒！

你不知道的秘密

血型

我们人类的血型主要分为 A、B、AB 和 O 四种，这就像一个血细胞的识别系统。这些字母代表血细胞（红细胞）表面存在抗原 A 和抗原 B 的情况。A 型血代表只有抗原 A，B 型血代表只有抗原 B，AB 型血代表 A、B 抗原同时存在，而 O 型血代表两种抗原都不存在。医护人员在给患者输血前会确定患者的血型，这是非常重要的，因为血型之间可能不相容。

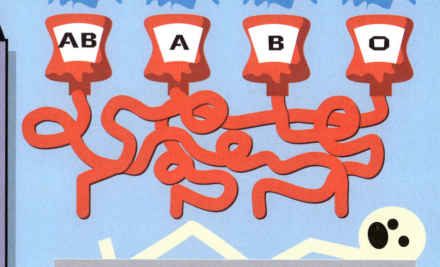

接收：任意　给予：AB

接收：A/O　给予：A/AB

接收：B/O　给予：B/AB

接收：O　给予：任意

AB　A　B　O

什么是第二性征？

你可能已经注意到：女孩和男孩的身体看起来不太一样。我们在出生时都有着相似的身体，但随着年龄增长，会慢慢出现一些巨大的外形差异。

科学家们用了一个巧妙的词语来形容这种差异：第二性征。在骨骼、体态、相貌等方面，女孩和男孩会有哪些差异呢？我们来对比一下吧。

女婴和男婴的唯一区别就是生殖器，即第一性征。（参见第 44 页）进入青春期后，两性的身体开始变得不同，一系列第二性征开始出现。可以说，青春期是从儿童身体转变为成人身体的过渡时期。

女性第二性征

脸部： 下巴较圆润，面部的汗毛非常细小。

胸部： 乳房开始发育。女性在分娩后，乳房会分泌乳汁作为婴儿食物的来源。

骨骼： 骨盆比肩部和腰部宽。个子更小、肌肉线条更纤细、关节更灵活。

皮肤： 由于皮下脂肪层较厚，皮肤更光滑、更柔软。

手和脚： 相比男性的手和脚，外形较小。

这是真的

在印度，留胡子是一种传统习俗，有的印度人几十年不剪胡子，胡子长达几米。不过，他们每天要花几个小时来打理胡子。

青春期进程

一般来说，女孩的青春期在 10—18 岁，男孩在 12—20 岁。青春期的特征之一是与生殖相关的器官开始发育，即第一性征开始发育，男孩的睾丸分泌雄性激素（主要为睾酮），女孩的卵巢分泌雌性激素，这些激素激活了性器官，使人类能够繁衍后代（参见第 44 页）。青春期的特征还表现为第二性征发育，第二性征对生殖本身没有影响，它们是一个人性别的明显标志。

**注意
巨大的变化！**

男性第二性征

体毛： 相比女性，体毛更长、更密，但随着年龄增长，头发可能会变稀疏。

脸部： 下巴更方，唇部出现胡须。

声音： 喉结突出，发出的声音更浑厚。

骨骼： 骨骼比女性的长，所以更高大。肩部比腰部宽，肌肉更发达。

手和脚： 分泌更多的皮肤油脂和汗水——如果不经常洗澡，身上就会发臭。

皮肤： 相对女性来说更粗糙。

你不知道的秘密

性与性别

"性"与"性别"不是一回事。"性"强调的是性别的生物属性，与染色体相关。人类分为女性和男性，女性拥有两个 X 染色体，而男性则有一个 X 染色体和一个 Y 染色体。"性别"强调的是性别的社会属性，所谓"够男人"和"够女人"的评价标准，在不同社会的意义也不一样。在当今社会，人们通常可以选择自己的生活方式。

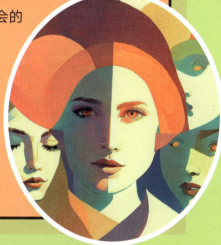

在青春期，两性有一些共同的变化：

- 体毛生长
- 声音的音调下降——尽管男性的声调要降低得更多

为什么叫 DNA ?

　　制造人体是一件非常复杂的事情。但是，全世界每分钟就有几百个婴儿出生，可见这个复杂的系统是高效的。这种复杂性是由一种化学物质控制的，它有一个很简单的名字——DNA。

D NA 的全名为脱氧核糖核酸（Deoxyribonucleic Acid），所以简称为 DNA 也就不足为奇了。DNA 主要存在于细胞核中（尽管有些细胞失去了细胞核）。DNA 结构有两万多条不同的蛋白指令，指示着如何构建人体中所有不同的细胞。父母通过 DNA 将基因传递给你。所以，你实际上有两套基因，这让你成为你父母的孩子，而不是别人家的孩子。

有遗传效应的 DNA 片段。

伟大的科学家

双螺旋结构的发现

　　DNA 于 1869 年在伤口渗出的脓液中被发现（有点恶心）。科学家们发现这些东西携带着生命密码，但没人知道其中的原因。1953 年，詹姆斯·沃森（James Watson）和弗朗西斯·克里克（Francis Crick）发现了著名的双螺旋结构，并解释了这一切。他们从研究人员罗莎琳德·富兰克林（Rosalind Franklin）拍摄的 DNA 晶体的 X 射线衍射照片中获得了灵感，推断出 DNA 的双螺旋结构，那张意义非凡的照片被称为"照片 51 号"。

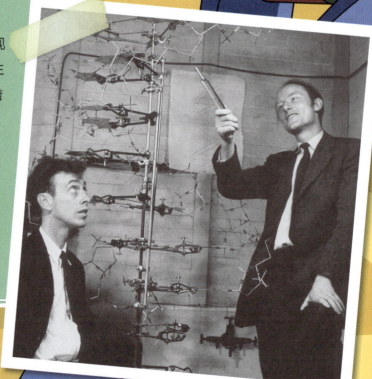

蓝眼睛基因

来自母亲的基因与来自父亲的基因是不同的，而在你的 DNA 中，同时存在来自父母双方的基因。那么，你的身体会选择"使用"哪种基因呢？大多数性状（生物的形态、结构、生理特征）都是两套基因（显性基因和隐性基因）的组合。一般来说，隐性基因总是让位于显性基因。例如，棕色眼睛是显性基因，蓝色眼睛是隐性基因。如果你的父亲有两个棕色眼睛基因，母亲有两个蓝色眼睛基因，这意味着你只能有一双棕色的眼睛。如果你的父母都是棕色眼睛，但他们都有一个蓝色眼睛的隐性基因，那么你仍然有可能拥有蓝色眼睛。

双螺旋结构

DNA 是一种由脱氧核苷酸组成的大分子聚合物，两条长长的分子链条通过碱基配对相连，构成一个众所周知的双螺旋结构。其中，碱基有 4 种：腺嘌呤（adenine）、胸腺嘧啶（thymine）、鸟嘌呤（guanine）和胞嘧啶（cytosine），简称 ATGC。

碱基是配对相连的，A 只与 T 连接，G 只与 C 连接。这些碱基的排列顺序代表遗传信息，并被翻译成蛋白质。蛋白质是细胞的重要组成部分，也是生命的物质基础。

这是真的

在人的一生中（约 70 年），人体将合成将近一光年长度的 DNA（10^{16} 米）！

DNA 与染色体

DNA 链宽为 2.2—2.6 纳米。

DNA（非常薄）是染色体的重要组成成分，但染色体仍然太小，大多数时候无法用显微镜看到。正常情况下，人的体细胞中有 46 条染色体，其中 23 条来自母亲，23 条来自父亲。女性有一对 XX 染色体，男性有一对 XY 染色体，其他 22 对是常染色体。

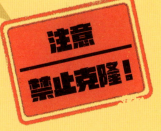

注意
禁止克隆！

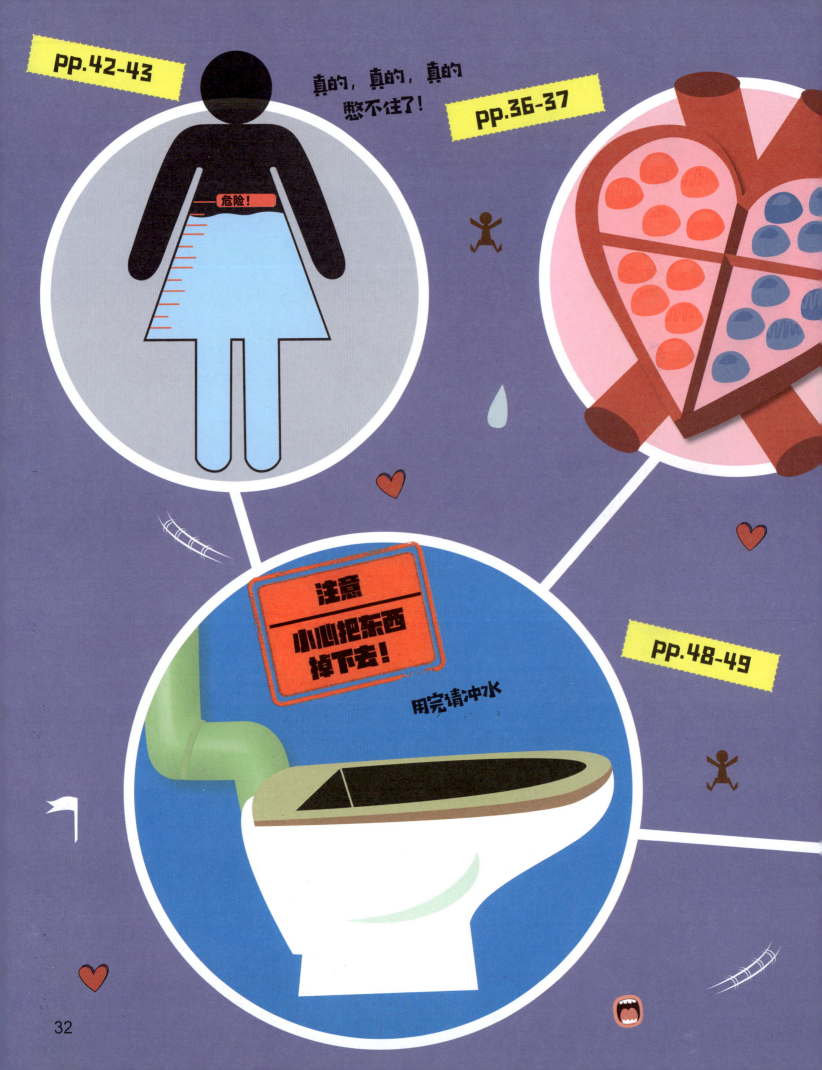

PP.42-43

真的，真的，真的
憋不住了！

PP.36-37

危险！

注意
小心把东西
掉下去！

用完请冲水

PP.48-49

我的心并不真的在这儿。

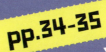

PP.34-35

立正！

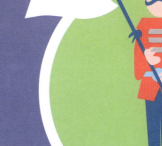

第二章

器官

你知道"重要器官"这个词的意义吗？其实就是表面的意思。身体中的很多器官都非常重要，维持着人体的生命活动：肺将氧气输送到血液中，心脏将血液供应到全身，胃消化食物，性器官让我们能够繁殖后代，大脑让我们能够思考。一些器官位于胸腔内，由胸廓保护；还有一些器官分布于其他躯干的内部。但是，并非所有的器官都在你的体内，你最大的器官——你的皮肤，就是暴露在外面的。

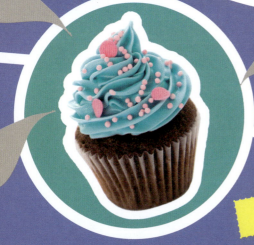

PP.46-47

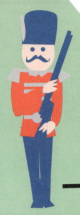

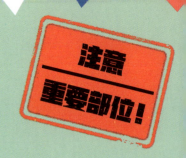

玩转器官

细胞通常不以"个"计，并且人体细胞也不能独立生存。体细胞作为一个团队来工作，以达到一个共同的目标：生存！因此，它们需要有条理地、高效地运行。

身体是非常复杂的设备，我们之所以活着，能够呼吸，是因为上万亿个细胞在正确的时间、正确的地点做着上万亿项工作。为了实现这一点，身体像运行着不同军种的高效的军队。

细胞器：工具袋		细胞：士兵	
组织：排／班		器官：连	
系统：营		身体：团	

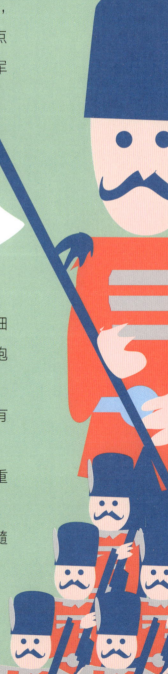

- 细胞的角色是士兵。就像士兵依赖作战工具一样，细胞依赖它的工具袋：提供能量并进行新陈代谢的细胞器（参见第12—13页）。

- 从事相同工作的细胞聚在一起，构成组织。人体中有肌肉组织、结缔组织、神经组织和上皮组织。

- 组织汇集在一起，构成器官。如果没有一些所谓的"重要器官"（如心脏、肺、肝脏），人体就无法生存。

- 器官和组织联系在一起构成系统。例如，大脑、脊髓和神经共同构成神经系统。

四大组织

　　人体组织分为四种类型：肌肉组织、结缔组织、神经组织和上皮组织。肌肉组织的作用是显而易见的：它们使身体运动起来。结缔组织包括骨、软骨，以及起连接和保护等功能的松软的固有结缔组织。（血液是在骨骼中生成的，所以也被归为结缔组织！）神经组织可以使你紧张、悲伤，但也可以使你放松、快乐，这一组织构成了人体的信息网络。上皮组织覆盖在身体表面和体内各种管腔壁的内表面，如皮肤的上皮，消化道壁的内表面，具有保护、分泌等功能。

重要器官

脾脏能清除衰老、死亡的细胞，特别是红细胞和血小板。

　　"重要器官"指的是必不可少的器官，包括心脏、肺、肝、肾、胰腺和脑。没有一些器官，比如眼睛、胃或脾脏，我们也能勉强生存（千万别试图这样做），但没有肺和大脑，生命就结束了。

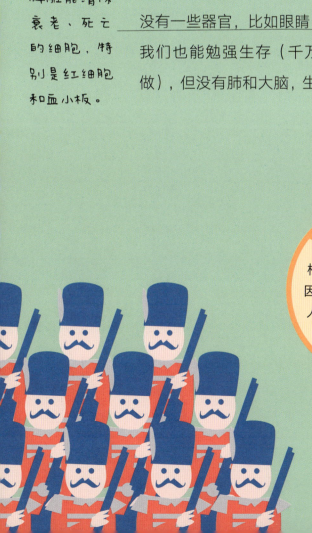

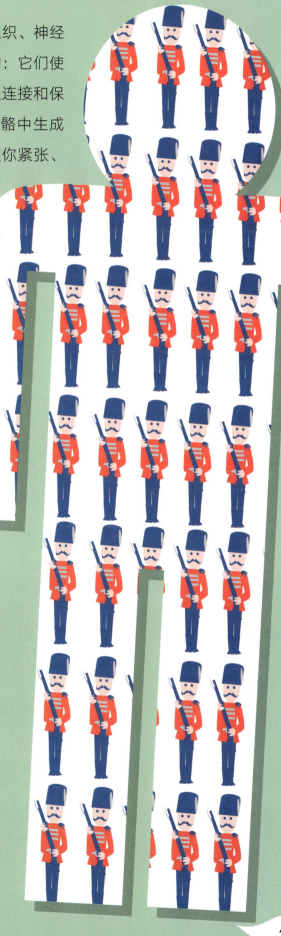

这是真的

松果体位于大脑中心，因其形状像松果而得名。人体的生理时钟就是由松果体建立的。

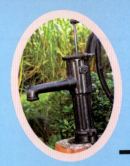

全靠心脏

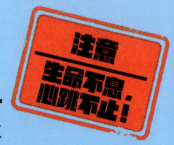
注意
生命不息，
心跳不止！

心脏是你的一切——真的！当胸腔内这个拳头大小的东西停止工作时，人体的生命活动就要停止了。

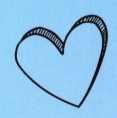

心脏是血液循环的动力泵，只要生命不息，心脏就会一直工作，这是因为心脏是由特殊的心脏肌肉（心肌）构成的，这些肌肉能够自动收缩和伸展。"砰砰"的心跳声就是心脏一直在工作的最好证明。心脏是一个中空的器官，内部分为四个腔，上部两个为心房，下部两个为心室。心脏每次跳动时，心房先收缩，将血液推入心室中。零点几秒后，心室收缩（心室收缩的力量更大），将血液高速排出心脏。

你的静息心率是你整体健康状况的一个很好的指示器。

心率

大多数成年人每分钟的心率为 60—100 次，儿童的心率要快得多，婴儿的心率最快。随着年龄增长，心率会逐渐减慢。为了保持健康，我们要保护好心脏，日常可以做一些强度适宜的运动，虽然运动时心率会加快，但运动能锻炼我们的心功能，使静息心率减慢。还有，最好不要吸烟、不要摄入过多的高脂肪食物。

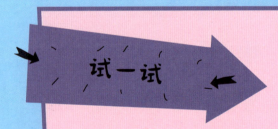
试一试

测量你的心率

如果发现心率过高或过低，就去看医生！

你需要：
- 一个有秒针的手表

测量脉搏最常用的位置是桡动脉（手腕的大拇指侧），你可以将食指、中指、无名指并拢，压在桡动脉处，力度适中。你也可以压在颈动脉（脖子两侧）处。数一下 10 秒内的搏动次数，然后乘以 6 得到每分钟的搏动次数。在你做了 10 个俯卧撑之后，心率是如何改变的？休息 10 分钟，再数一下，你的心率是变高了还是变低了？

威廉·哈维（William Harvey，1578—1657）

"血液循环"概念的提出者

17 世纪初西方医学界普遍认为血液是由肝脏产生的。哈维不相信这样的理论，因为如果这是真的，肝脏每天生产的血液量必须达到人体重量的好几倍。通过做实验、解剖动物和逻辑推理，哈维最终发现血液在体内是循环流动的。另外，他的《心血运动论》被认为是近代生理学诞生的标志。

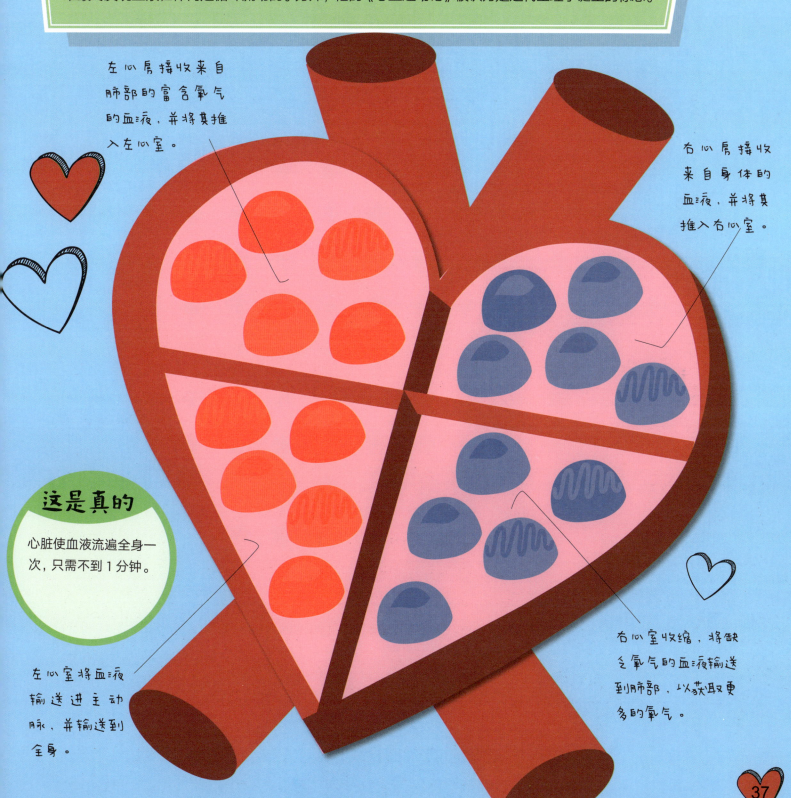

左心房接收来自肺部的富含氧气的血液，并将其推入左心室。

右心房接收来自身体的血液，并将其推入右心室。

这是真的

心脏使血液流遍全身一次，只需不到 1 分钟。

左心室将血液输送进主动脉，并输送到全身。

右心室收缩，将缺乏氧气的血液输送到肺部，以获取更多的氧气。

37

吸气，呼气！

你每时每刻都在呼吸（除非你屏息，另外，本书第50页还会提到人在发音时会"暂时停止吸气"，不过这些都不在我们考虑的范围内），因此你的肺也从未真正停止过工作。肺就像两个柔软且富有弹性的口袋，将空气中的氧气运输到血液中，而血液会将氧气运输到身体各处的细胞中。如果没有氧气，细胞就会死亡。

当你用鼻子或嘴巴吸气时，空气会沿着一系列管道进入人体。空气首先会进入气管，气管在胸部分叉形成左右主支气管，左支气管通向左肺，右支气管通向右肺。主支气管又分裂成了若干更小的细支气管，这些细支气管在肺的各个方向延伸，由此肺部就充满了空气。

气体交换

气体交换发生在每根细支气管末端的一簇簇小气囊中，这些小气囊被称为肺泡，人体中有几亿个肺泡。氧分子喜欢独处，当它们挤在一起时，就会扩散到数量较少的区域，这样氧气就从肺泡中转移到了血液中，物理学将这一现象称为"扩散"。废气二氧化碳也是通过扩散的方式排出体外的。肺泡呈薄膜状，被毛细血管网包围着，肺泡中的氧气与毛细血管血液中的二

气体分子总是由压力高向压力低的一方移动。

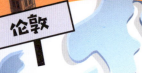
伦敦

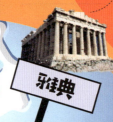
雅典

38

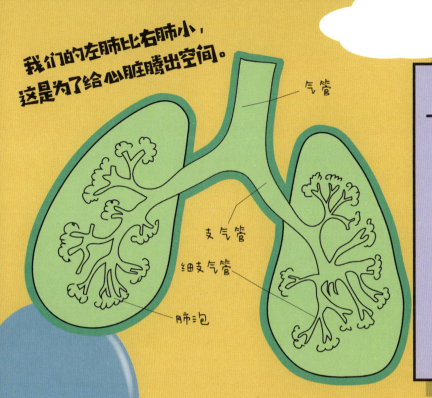

我们的左肺比右肺小，这是为了给心脏腾出空间。

气管

支气管

细支气管

肺泡

自主呼吸

想象一下，如果你只能靠大脑下指令来完成呼吸，那么它就会占用你所有的时间（如果你去睡觉，你可能就会死亡）。幸运的是，我们的身体会自主呼吸。二氧化碳的产生会使人体的血液呈酸性，二氧化碳越多，血液的酸性就越强，这会触发大脑中的下丘脑，下丘脑会向肺部传达指令——加快呼吸，排出废气、吸入含氧的空气。当我们睡觉时，产生的二氧化碳较少，所以我们在睡觉时呼吸得慢。当我们运动时，产生的二氧化碳较多，这时肺会自动加快呼吸。

这是真的

运动员的肺活量比较大，甚至是一般人的2—3倍。

氧化碳通过呼吸膜进行交换。当我们吸气时，空气会进入肺泡，其中的氧分子会通过呼吸膜扩散，并与血液中的血红蛋白分子结合；与此同时，血液中的二氧化碳通过呼吸膜进入肺泡中，随着我们呼气排出体外。

肌肉的作用

肺位于一片弯曲的肌肉（横膈膜）上方。吸气时，横膈膜收缩并下降、变平，同时肋间肌把肋骨向外拉，这些肌肉运动使得肺部扩张，空气便通过鼻子和嘴巴冲进来了。呼气时，横膈膜放松且上升，同时肋间肌放松，肺部被挤压，废气便通过气管排出体外了。（如果你的肋间肌和横膈膜不能像一个团队一样工作，很可能会导致呼吸急促。）

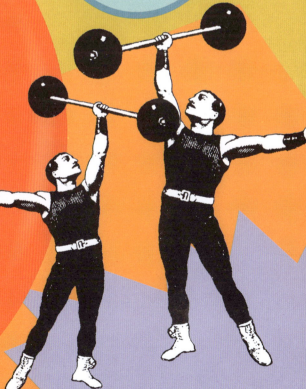

在你运动时，肺部会吸入更多的氧气。

可再生的肝脏

在我们的身体中，如果说心脏是浪漫的英雄，大脑是聪明的英雄，那么肝脏就是勤勉的英雄，在幕后辛勤地工作。

可以说，肝脏就是为担重任而生的，它的待办清单上永远列着许多工作。肝脏是人体中最大的腺体器官。从表面上看，肝脏呈红褐色，分为四个不相等的部分，也就是四叶。你可以把肝脏看成是人体的储存中心、回收中心、食品配送中心和化工厂。

门静脉

肝脏的血液供应方式是我们探讨其功能的线索。其他器官的血液都是由动脉供给的，动脉里充满了来自肺部的富含氧气的血液，而肝脏具有双重血液供应系统，包括肝动脉和门静脉，其中门静脉是肝脏血液的主要来源（约占70%）。人体胃肠道所吸收的各种营养物质，在为身体其他部分提供营养之前，都会先进入肝脏。

嗖！嗖！

这是真的

如果你的肝脏不能正常工作，你的眼睛可能就会发黄。

合成……

肝脏首先获得了所有有用的化学成分，因此它可以合成许多身体所需的最基本的物质，如血纤维蛋白原和肝糖原。肝脏还能合成胆固醇，这种脂类物质名声不佳，因为血液中胆固醇过多会损害心脏。但是，胆固醇对细胞膜的形成起着重要的作用，可以说，没有细胞膜，生物就不可能由低级进化到高级。

血纤维蛋白原

肝脏合成血纤维蛋白原，这种蛋白质能够使血液凝固，防止血液一直渗出伤口。

胆固醇

肝脏合成胆固醇，胆固醇是构成细胞膜的重要组成成分。

肝糖原

食物经消化后，多余的葡萄糖被运送到肝脏，以糖原的形式储存在肝脏中，以备机体不时之需。

胆汁

肝脏分泌胆汁，帮助消化油腻的食物。

……分解

肝脏也是分解废弃物质的重要器官，例如：肝脏分解老化的红细胞；它将蛋白质代谢的尿素氮转化为尿素，尿素最终会随着尿液排出（参见第 42 页）；肝脏还分泌胆汁，其中的胆汁酸通过胆囊进入肠道，在那里攻击食物中的油脂来帮助消化。

注意 肝脏可再生！

你不知道的秘密

普罗米修斯：肝脏再生

在古希腊神话故事中，普罗米修斯瞒着宙斯，盗取火种并带给了人类，从此人们学会了如何使用火，宙斯知道后大怒。为了惩罚他，宙斯命火神将他绑在了一块巨石上，并派了一只鸷鹰去啄食他的肝脏。但一夜之间，普罗米修斯的肝脏又长出来了，第二天他再次经历同样的痛苦——日复一日，年复一年！虽然这只是一个神话故事，但肝脏确实可以"再生"。医生将一小部分肝脏移植到病人体内，而它会长成正常大小。其他腺体器官可没有这么强的再生能力！

尿液的形成

专家称之为排泄，但我们大多数人称之为小便。人体通过排尿的方式将有毒物质和其他废物排出体外。

即使是最健康的身体也充满了有毒的物质，这些有毒的物质会引发疾病，甚至会使人丧命。但不用恐慌，这些有毒的物质都是自然而然产生的，并且会随着尿液排出体外。

大多数毒素都是由身体的各种功能自然产生的。只要不过量，它们就是无害的。

尿素

最有害的物质之一是尿素，这是人体蛋白质（肉类食品中含有大量的蛋白质，但素食中也含有蛋白质）代谢的终末产物——一种含氮的化学物质。在血液中积累的尿素和无用的化学物质，会经过肾脏过滤后进入膀胱，最终随尿液排出体外。肾脏的形状很像芸豆。正常人有两个肾脏，它们位于腹后壁的两侧。

伟大的科学家

弗里德里希·维勒（Friedrich Wohler, 1800—1882）
人工合成尿素

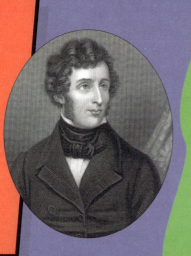

人们曾经认为，生物体中的化学物质——有机物——与人们在实验室里制造的化学物质是不同的。直到 1828 年，德国化学家弗里德里希·维勒从无机物中制得了尿素，人们才意识到：有机物是可以在实验室里由人工合成的，并非只能在动物或植物体内产生。

42

过滤系统

每个肾脏大约有一百万个名为肾单位的过滤装置，每个肾单位包括肾小球、肾小囊和肾小管三个部分。肾小球紧贴在杯状的肾小囊内，其毛细血管壁非常薄，构成了过滤膜，防止大分子物质（如蛋白质）滤出。血液中的一些小分子物质（如葡萄糖、氨基酸等有用物质和尿素等）都会进入肾小囊，当这些物质通过肾小管时，有用的物质会被渗回到血液中，而尿素、无用的化学物质和多余的水分则会通过肾小管进入膀胱。

憋不住了

膀胱像一个可以拉伸的袋子，弹力十足！一个成年人的膀胱甚至能储存 800 毫升的尿液，但当膀胱中的尿液达到 300 毫升左右时，我们通常就想去小便了。膀胱壁内的逼尿肌收缩时，尿液就会在压力（不需要推）的作用下沿着一根被称为尿道的管子排出体外，嗯，大概率会进入便池！

**注意
小心地滑！**

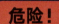

危险！

你不知道的秘密

抗利尿激素的游戏

维持人体内的水平衡是肾脏的重要工作之一。如果喝了太多的水，你可能会多跑几趟卫生间，以排掉多余的水分。当身体缺水时，大脑中的下丘脑会释放抗利尿激素（ADH），这会使得肾小管对水的吸收能力变强，有利于保存人体内的水分。

有点羞羞的器官

没必要感到不好意思：我们都有生殖器。生殖器的主要作用就是产生生殖细胞——精子和卵子，两者结合会产生新的生命。

人类的生殖器有很多名字，你可能知道其中的几个，大多数名字都有点傻气，但生殖器可一点也不傻，没有它们，我们也就不会存在了。男性和女性的生殖器有不同的组成部分，但它们存在的生物学目的都是繁衍后代。

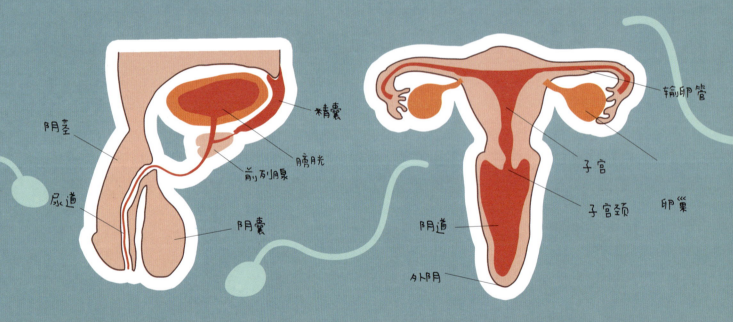

男性图示标注：阴茎、尿道、精囊、膀胱、前列腺、阴囊

女性图示标注：输卵管、子宫、子宫颈、卵巢、阴道、外阴

男性生殖系统

男性的生殖细胞——精子——在两个睾丸内形成。睾丸悬垂在体外，被装在一个叫作阴囊的"袋子"里。精子沿着一系列的管道移动，在这个过程中与水和各种化学物质混合，产生一种叫作精液的乳白色液体，精液通过尿道排出体外。尿道是一根从膀胱延伸出的管道，也用于排出小便。

女性生殖系统

女性的生殖细胞——卵子——在两个卵巢内形成。当卵子与精子结合形成受精卵后，受精卵就会沿着输卵管进入子宫，这是孕育胎儿的地方。随着胎儿生长，子宫会逐渐变大，子宫颈在胎儿足月前会保持关闭状态。子宫颈是一种肌肉组织，连接着子宫和阴道，小宝宝出生时，会经过子宫颈和阴道。

非凡的旅程

我们来到这个世界真的很不容易，而且我们每个人都是独一无二的。数百万个像小蝌蚪一样的精子会经历非凡旅程，它们赛跑着，通常只有一个与卵子结合的获胜者。卵子和精子结合会形成受精卵，这是新生命的开始。受精卵随后会迅速分裂，然后形成胚胎，再慢慢发育成胎儿（也就是慢慢有了小宝宝的模样）。经过大约 9 个月，小宝宝就要出生了，出生后还需要被照顾很多年。

冲啊！

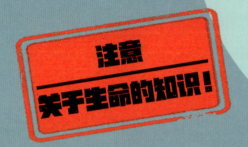

注意
关于生命的知识！

冲啊！

月经周期

女性的卵巢每四到五周才会释放一个卵子，这是因为子宫需要为受精卵提供合适的生长环境做准备。子宫内膜每个月会变厚，如果没有受精，卵子和子宫内膜就会脱落，随血液一起由阴道排出体外，这就是女性的生理期，即月经周期的过程。这一过程清理了子宫，为下一个受精卵的到来做准备。

你不知道的秘密

艰巨的任务

精子和卵子分别承担着怎样的任务呢？精子利用尾巴状的鞭毛游动，最终胜利者将一套基因交给卵子，卵子则提供另一套基因……还有其他的一切！卵子的工作才刚刚开始，因为它还必须提供新生命生长所需的所有能量和细胞成分。

消化马达

你有一个很强大的胃，它很快就能把你吃进去的东西变成糊状。

胃就像你的私人食物料理机，两者的不同之处在于，这个肌肉组织粉碎的不是食材，而是用食材做好的美食。

经牙齿咀嚼后的食物会先进入食管，然后沿着食管向下滑。食物通过食管下括约肌后，括约肌上的胃瓣膜会立即关闭——幸好是这样！胃分泌的胃酸具有强腐蚀性，能够将食物溶解成半流体状（食糜），胃黏膜分泌黏液，能够保护胃免受胃酸的腐蚀。如果括约肌经常打开或闭合不全，胃酸就会进入食道，从而引起胃灼烧感。

食管也被称为食道，它是一根"运粮"的管子，连接着喉部和胃部。

这是真的

你的胃并不比你的拳头大多少，但在食物进入后，胃甚至可以膨大到最初体积的 20 倍（千万不要暴饮暴食）！

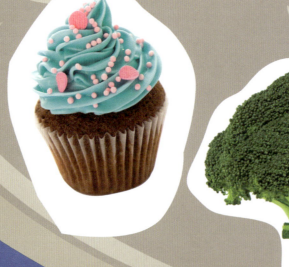
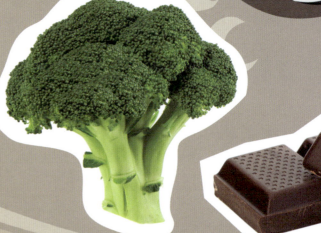

饭后运动的危害

在你刚刚吃完饭后，身体里的大量血液会流向胃部。如果你在饭后不久就开始运动，你的肌肉就会消耗掉血液中的大部分氧气，这会导致胃部缺氧，引发剧烈的疼痛。

注意
不要吃得过饱！

这是真的

胃酸的酸性非常强，足以溶解钢铁（尽管非常缓慢）。

一旦胃里塞满了食物，大脑就会接收到吃饱（停止感到饥饿）的信息。胃就像一个富有弹性的口袋，胃壁的肌肉通过收缩和舒张，将胃酸和食物混合起来，从而将食物溶解为半流体状。接下来，被溶解的食物会通过出口——胃末端的幽门括约肌进入肠道。

试一试

制作一个胃

我们很难观察到自己的胃！

通过做这个简单的小实验，你能看到胃是如何工作的。袋子扮演胃的角色，饮料扮演胃酸的角色，面包就是将要被溶解的食物。开始吧！

往袋子里倒一些饮料，再把面包一点点加进去，封住袋口，然后摇一摇，挤一挤。几分钟后，你会发现面包被"消化"成了稠状物质。胃的工作原理差不多：胃壁的肌肉收缩和舒张，胃酸将食物溶解，之后由肠道进一步处理。

你需要准备：

- 能封口的袋子
- 半杯碳酸饮料（或柠檬汁）
- 半片面包（最好是白色的）

底部闸门

在我们的腹部，盘绕着长长的肠管，它们是重要的消化器官，吸收你吃进去的食物中的所有营养成分，并把剩下的食物残渣"打包"，以粪便的形式排出体外。

肠管分为两部分——小肠和大肠。小肠实际上比大肠长。小肠上端通过幽门括约肌与胃部相连。小肠约 6 米长，但其内径宽度只有 3 厘米左右（这就是它被称为"小肠"的原因）。大肠与小肠相连，约 1.5 米长，但其内径要比小肠宽得多（这就是它被称为"大肠"的原因）。

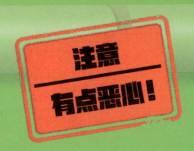

注意 有点恶心！

是时候离开了！

如果你想了解便便，就从了解小肠和大肠开始吧。食物中的大部分营养物质会被小肠消化、吸收，随后食物残渣被运输到大肠。大肠的主要工作是吸收食物残渣中的水分，使食物残渣形成干硬的粪便。粪便最终会到达直肠（大肠的最末一段），当直肠充盈时，大脑会收到一个信号：便便是时候离开了！直肠的末端是肛门，当肛门放松时，直肠收缩，将粪便推出体外。

游离的阑尾

法国外科医生克劳迪斯·艾蒙德（Claudius Aymand）因擅做阑尾切除手术而闻名。阑尾是盲肠（大肠的起始段）远端伸出的一根游离的、细长的肠管。阑尾的作用还没有定论，它可能存储着呵护肠道健康的益生菌，也可能是人类进化过程中不再被需要的肠道部分。阑尾较窄，很容易被阻塞、感染，如果它坏死或破裂，唯一的解决方案就是将它切除。1735 年，艾蒙德进行了第一台阑尾切除手术，救了一个男孩的命。

小肠的"威力"

小肠是食物消化吸收的主要场所！小肠平滑肌的运动能够促进肠道蠕动，以便对食物进行研磨、搅拌等。小肠黏膜具有许多环状皱襞，极大地增加了肠道的表面积，皱襞上长满了密集的指状绒毛，绒毛上还有许多微绒毛，这些结构的存在有利于肠道高效地消化和吸收营养物质，如将淀粉消化为葡萄糖，将蛋白质消化为氨基酸，这些被吸收的小分子营养物质最终进入毛细血管，由血液传送到全身各处。

平滑肌不服从意志收缩，你无法控制它们。

这是真的

肠道的长度约为身高的 4—5 倍。成年女性的肠道通常比男性的略长。

试一试

听听肚子里的声音

准备好面对一件可怕的事情吧：听听你肠道的声音！

用听诊器不仅能听到心脏和肺部的声音，还能听到肠道的声音。如果你没有听诊器，就来制作一个吧！在乳胶管的两端分别插入一个小的塑料漏斗，自制的听诊器就完成了。

将一端放在肚子上，另一端放在耳朵上。你能听到什么声音？

你需要准备：

- 肚子和耳朵（你自己的）
- 一根乳胶管
- 两个小塑料漏斗（或听诊器）

为什么人类会说话？

我们是时候谈谈"发音"这件事了，不过你可能从未想过自己是如何发出声音的！不可思议的是，当你发音的时候，你会暂时停止呼吸——准确来讲，是停止吸气。

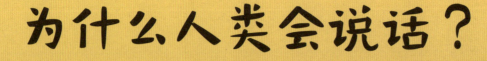

在说话之前清清嗓子是个不错的主意，这是因为喉腔——也就是喉部，不仅是发音的器官，也是呼吸的通道，但你只有在呼气的时候才能说话。（不妨试一试！吸气的同时能说出话吗？）

声带和气流

喉腔两侧各有一条能够振动发声的声带，两根声带中间有一条缝隙，被称为声门。当我们正常呼吸时，声门会随着呼吸的深浅程度打开，两根声带也处于松弛的状态，使得空气能够顺利流通。当你准备发出声音时，会先吸一口气然后暂时停止呼气，这时，两侧声带拉紧，声门变窄或几乎关闭，等你呼气时，从肺部呼出来的气流会通过气管冲向声带，引起声带振动，于是你便发出了声音。

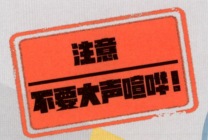

注意
不要大声喧哗！

这是真的

我们说出的每句话都是"发自内心"的，这是因为喉部的肌肉是由保持心脏跳动的神经控制的。

你不知道的秘密

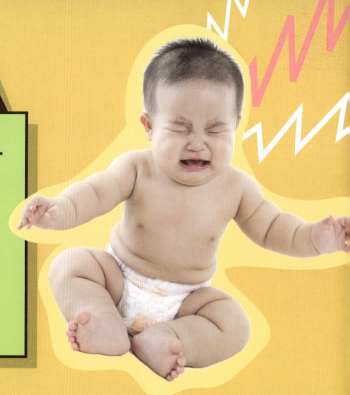

下移的喉部

喉的位置是会发生变化的。小宝宝的喉部位置更高，这使得他们更容易呼吸、进食和哭泣。随着年龄增长、体形增大，喉的位置会下降，这使人们更容易发出清晰的语言，这也是成年人的声音比儿童的声音低沉的原因。女孩和男孩都会经历"变声期"，经过变声期后，声音的音调会下降，男孩嗓音的变化更明显，即发出的声音更浑厚。另外，男孩的喉结会变得较为突出。

音调

声带的长短、松紧以及呼出的气体的多少，都会影响音调的高低。当你用力呼气时，发出的声音就会更大；如果把声带拉长，声音就会变得高亢。

你能一口气说一个长长的句子，但刚开始学习说话的小宝宝还做不到，只能发出一系列短音，他们用舌头、嘴唇和牙齿来塑造这些声音，以形成不同的词语。

婴儿学习说话大约需要两年时间。

鱼、鱼、来吧、更多的鱼。

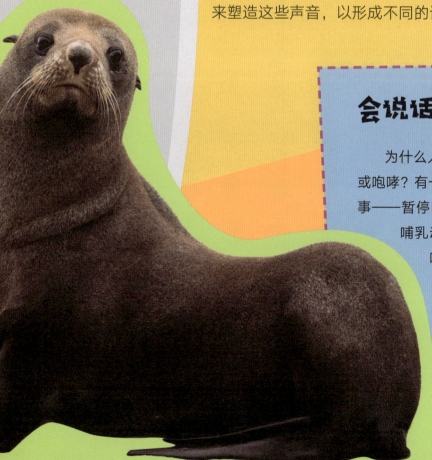

会说话的海豹胡佛

为什么人类会说话，而大多数动物只会吼叫、嚎叫或咆哮？有一件人类能做到，而大多数动物却做不到的事——暂停吸气。大多数动物无法控制呼吸，但海洋哺乳动物例外，如海豹，它们能够在水下屏住呼吸（不同种类的海豹，能够屏住呼吸的时长不同）。在二十世纪七八十年代，一只叫作胡佛的海豹因为和人类长时间相处，学会了几句英文，它最喜欢说的是"滚出去"！

包裹着你的皮肤

皮肤是人体最大的器官，它可不只是包在身体表面那么简单！

想象这样一种衣服的料子，它结实又有弹性，有超强的防水功能，能抵御严寒，也能释放多余的热量，并且，它能抵御病菌入侵，每个月还能进行自我修复。这种布料如果存在，它将会多么实用！而你从出生那一刻起就一直"穿"着这样的一件衣服，没错，它正是你的皮肤。

角蛋白也是构成头发和指甲的主要蛋白质。

强大的角质层

皮肤最上面一层是我们能看见的，它被称为表皮。表皮的最外层是角质层，主要由死亡的角蛋白细胞构成。角质层不仅有防水的作用，还能保护皮下组织，当皮肤和物体之间产生摩擦时，死亡的角蛋白细胞就会脱落，因此皮肤不会受到损伤。由于死亡的细胞会脱落，所以被太阳晒黑的皮肤还会恢复原来的肤色。

你不知道的秘密

天然的颜色

你应该已经知道了我们的皮肤有不同的颜色。在表皮的最深处，即基底层，有一种名为黑色素的物质，正是由于黑色素的存在，皮肤才有了颜色。黑色素最主要的任务是吸收紫外线，以保护皮肤的深层组织不受紫外线辐射的伤害。深色皮肤有更多的黑色素，因此深色皮肤能更好地抵御紫外线，而浅色皮肤更容易被晒伤。

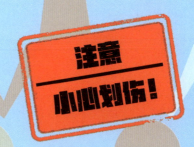

注意
小心划伤！

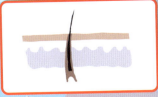

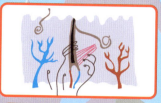

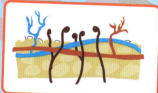

皮肤的结构

- 皮肤由三层组织构成。

- 最外层是表皮，有防水和保护皮下组织免受伤害的作用。

- 第二层是真皮。真皮中有丰富的胶原纤维，以及弹性纤维和网状纤维，赋予了皮肤较大的韧性和弹性。真皮中还有丰富的汗腺和感觉神经末梢。

- 真皮层下是皮下组织，其包含的脂肪组织能起到储存营养物质和保暖的作用。

人体各处皮肤的厚度是不同的。眼部周围的皮肤非常薄，而脚底的皮肤几乎有眼部皮肤的 10 倍厚。手和脚的皮肤如果长时间受到摩擦，就会形成胼胝，也就是人们常说的老茧。

温度控制

大多数皮肤上都覆盖着汗毛，每根汗毛下面都有一条竖毛肌。当你感到寒冷时，皮肤上可能会起一层鸡皮疙瘩，汗毛也会竖起来，这些竖起来的汗毛在皮肤表面聚起一层暖空气，使身体保持温暖。当你感到太热时，真皮中的汗腺会产生更多的汗液，通过皮肤毛孔排出体外，汗液蒸发时会带走皮肤的部分热量。

这是真的

1平方厘米的皮肤中就有约 1 米长的血管。

给皮肤"打补丁"

如果你不小心割伤了自己，伤口周围的血液就会凝结起来，像补丁一样封住伤口，也就是人们常说的结痂。皮肤的损伤会触发血液中的修复系统：血小板会释放一种激素，这种激素会使血浆中的蛋白质（血纤维蛋白原）聚集在一起，形成纤维蛋白网。在几分钟内，纤维蛋白网就会覆盖住伤口，防止更多的病菌进入体内。如果伤口很深，伤到了真皮层，可能会形成疤痕。

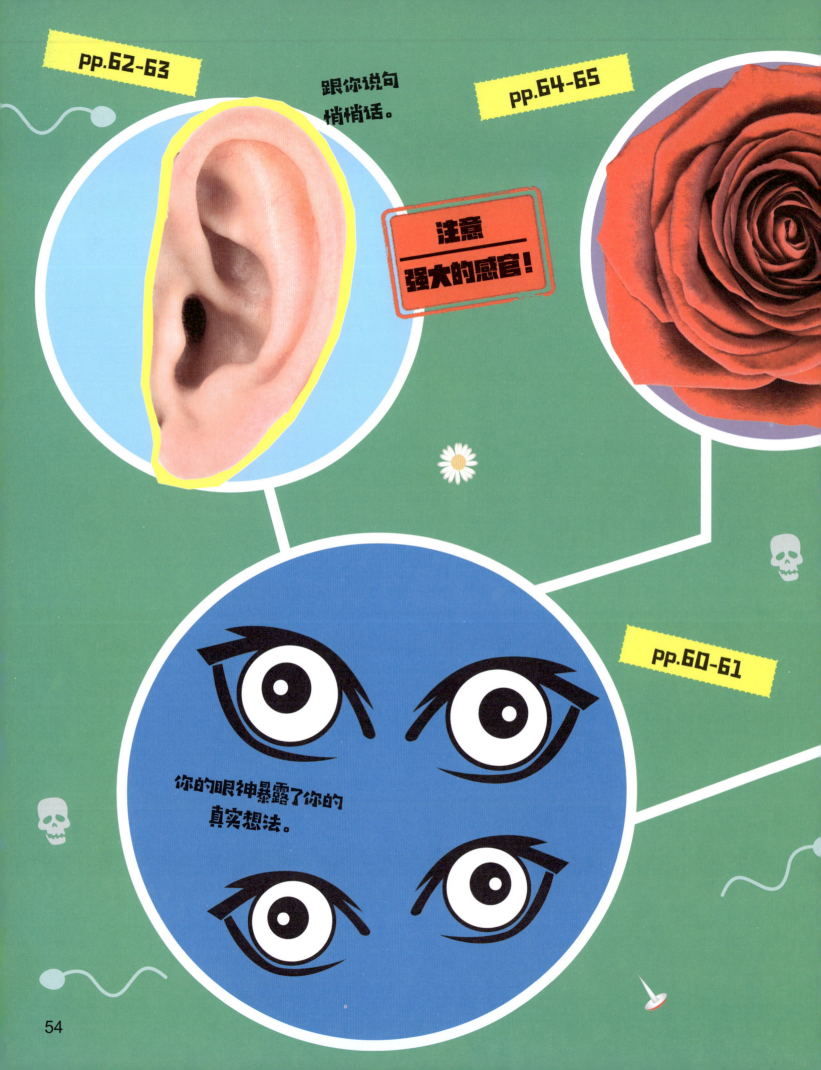

pp.62-63

跟你说句
悄悄话。

pp.64-65

注意
——
强大的感官！

你的眼神暴露了你的
真实想法。

pp.60-61

玫瑰易名，
芳香如故。

pp.66-67

话就在嘴边，却
说不出来。

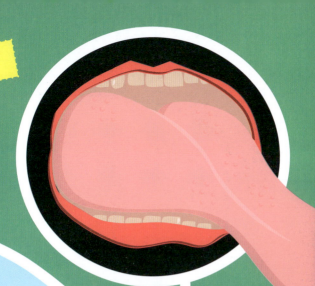

第三章

感官

我们是如何感受这个世界的？本章将解答这个问题。你的身体有很多感受外界刺激的器官，这能够帮助你躲避危险、寻找食物以及和他人进行互动。五感向我们传递着外界的信号，它们是视觉、听觉、触觉、味觉、嗅觉，而帮助我们处理外界信号的正是世界上最强大的"中央处理器"——我们的大脑。

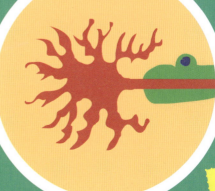

pp.58-59

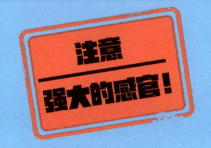

全听大脑的

大脑是身体的主人，如果大脑不工作，身体和意识就会停止活动。那么，这个充满脂肪和水的"球体"，是如何创造我们的思想、控制我们的行为的呢？

你听过"神经中枢"这个词吗？身体里所有神经信号的接收都发生在这里，它就好比技术人员执行太空任务的控制室，或者将军下达命令的军事总部。神经中枢位于脑和脊髓内，其中，大脑皮层是最高级的神经中枢。

更多关于神经元的知识，参见第58—59页。

细胞网络

大脑是由百亿个被称为神经元的神经细胞组成的，每个神经元都与若干相邻的神经元相连，构成一个比互联网复杂一百万倍的网络。大脑的连接方式令人难以置信，人们至今尚未揭示人类大脑的神经元连接的深层逻辑，但是一些聪明的人正在研究它！

这是真的

成年人大脑只占身体重量的 2% 左右，但消耗身体 20% 的能量。

伟大的科学家

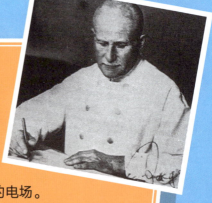

汉斯·贝格尔（Hans Berger, 1873—1941）
脑电图之父

大脑中神经元的活动会产生电信号，在头部周围，神经元发送和接收的电脉冲会形成可以被传感器捕捉到的电场。1924 年，一位叫作汉斯·贝格尔的德国医生首次记录到了人类脑部的能量活动，这种能量活动在后来被命名为"脑电波"。他使用了一种叫作脑电图仪的仪器，脑电图能够显示脑电波随着我们的行为而发生的变化。

发出指令

一组被称为感觉神经元的神经细胞，将感官的反应报告给大脑，告诉大脑发生了什么。然后，大脑通过另一组被称为运动神经元的神经细胞，向肌肉和器官发出指令。

我们的大脑被很好地保护着，由许多块骨头连接而成的颅骨是大脑最坚硬的外壳，颅骨内部还有一层厚厚的名为脑脊液的液体，这种液体能够缓冲脑和脊髓的压力。

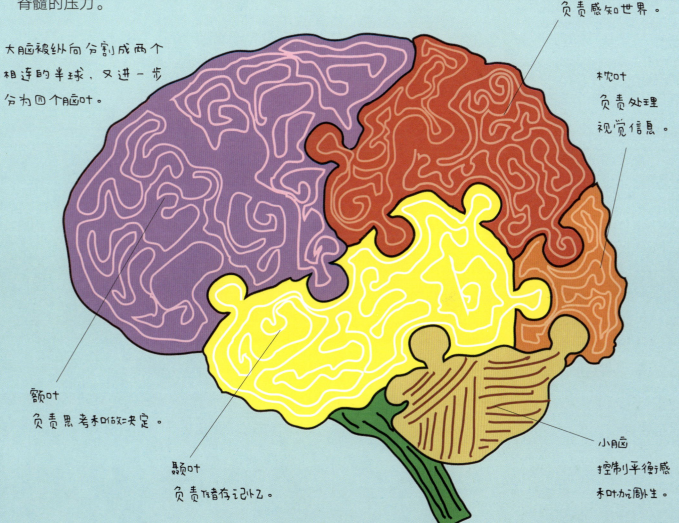

大脑被纵向分割成两个相连的半球，又进一步分为四个脑叶。

顶叶
负责感知世界。

枕叶
负责处理视觉信息。

额叶
负责思考和做决定。

颞叶
负责储存记忆。

小脑
控制平衡感和肌肉再生。

高速飞奔的神经信号

别担心，你不必对神经系统感到紧张。神经系统是身体中的通信网络，负责收集信息、传递信息。

眼睛看见的、耳朵听见的、鼻子闻到的、嘴巴尝到的、皮肤感觉到的，所有这些都是大脑根据感官接收的信息创造出来的。这些信息通过感觉神经元传递到大脑——只有这样我们才能分析感官接收的信息，而只有在运动神经元将指令传达给肌肉或身体其他部位后，我们才会做出相关反应。

神经网络

神经系统由长长的神经细胞（神经元）组成，可以传输被编码为电脉冲的信号。神经元分为细胞体和突起两部分，突起又分为轴突和树突。轴突是从神经元的胞体伸出的线状突起，其作用是传导由细胞发出的神经冲动，将其传递给另外的神经元，或传递给肌细胞和腺细胞；树突是胞体伸出的树枝状突起，其作用是接收其他神经元传来的兴奋，并将兴奋转递至胞体。

明亮的火花

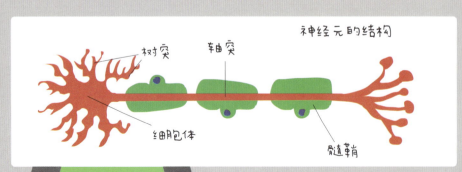

神经元的结构

树突　轴突　细胞体　髓鞘

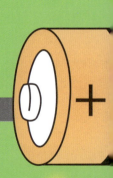

单向传导

神经元不会相互接触，也不通过"电线"连接，那它们之间是如何传递信号的呢？神经元之间的神经冲动是单向传导的，即神经冲动只能从一个神经元的轴突传到另一个神经元的树突（或细胞体），而不能向相反的方向传导。轴突和树突之间存在一个微小的间隙，信号会借助一种叫作神经递质的化学物质进行传递。

电流的产生

电荷的定向移动会形成电流，同种电荷相互排斥，异种电荷相互吸引。如果神经元的一个区域带正电，另一个区域带负电，电荷就会在它们之间流动。神经元内部带负电荷，外部带正电荷。

当神经冲动到达神经元后，会从细胞体传向轴突的远端。轴突膜上的"门"打开，正离子（带有电荷的微小颗粒）涌入内部，由于异种电荷互相吸引，这一过程以闪电般的速度进行，使得一股电流沿着轴突，产生神经信号。在轴突的远端，信号会通过微小的间隙传递给另一个神经元的树突。轴突膜就像电缆的塑料外壳一样，是神经元的绝缘涂层，它是一种名为髓鞘的脂肪层，能够阻止电荷泄漏，避免神经信号从一个神经元轴突传到另一个神经元轴突。

这是真的

神经信号能以大约 270 千米／每小时的速度传送到大脑。

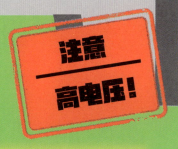

注意
高电压！

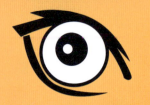
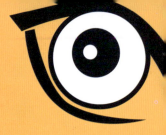

了不起的眼睛

有人说眼睛是心灵的窗户，眼睛真的很了不起，它们是我们了解世界的窗口。宇宙中旋转的电子向地球发来光束，当光线进入眼睛时，我们便看到了这个世界。

所有的光都携带能量，当光线进入眼睛时，光携带的能量会被眼睛感光后壁（即视网膜）中的化学物质捕获。这些被激活的化学物质随即会开启一个向大脑发送神经信号的过程，每个神经信号代表一个光点，大脑会将所有的光点组合在一起，形成你看到的图像。

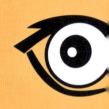

瞳孔被虹膜包围，两者都由角膜保护。

聚焦光线

眼球近乎球形，里面充满透明的胶状物。光线通过瞳孔进入眼球中，瞳孔之所以看起来像一个黑点，是因为眼睛内部是漆黑的。当光线穿过瞳孔后，透明而有弹性的晶状体就会聚焦光线，微小的睫状肌通过收缩或松弛改变晶状体的形状，这样我们就能看清远近不同的物体了（很多人需要佩戴眼镜才能看清物体）。这一过程和移动放大镜以获得物体的清晰视图差不多。

注意
看东西模糊
别大意！

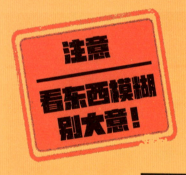

伟大的科学家

阿尔哈曾（Alhazen, 965—1040）

眼见为实

阿尔哈曾是中世纪阿拉伯的一位著名的物理学家。在他之前，有一些研究者认为，人能看见物体是因为眼睛会发出光线照亮物体，然后光线会被物体反射到眼睛中。阿尔哈曾对此产生了疑问：如果光线是从我们眼中发出到达恒星再返回的，那我们又如何能轻易地看到遥远的恒星呢？阿尔哈曾通过做实验，证明了光来自灯、恒星和太阳等物体，并通过物体反射到人眼中。

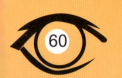

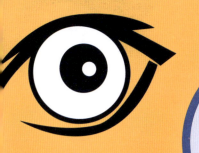

这是真的

眨眼能使角膜保持清洁、湿润，角膜是瞳孔的透明保护层。你一天眨眼约一万次。

晶状体
使光线聚焦在视网膜上

视网膜
由光敏细胞组成

光　线
通过瞳孔进入眼睛

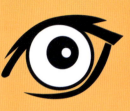

彩虹光

光的三原色（红、绿、蓝）的组合，可以组成彩虹的所有颜色。

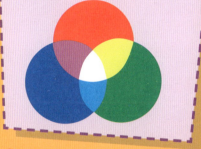

虹膜的大小随光线的强弱而变化

信号沿着视神经传递到大脑

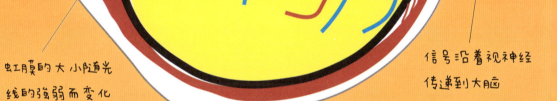

试一试

盲点测试

观看下面两个符号来测试你的盲点。

我们的视神经在视网膜的前方，视神经穿过视网膜与大脑相连，而穿过的这个孔不存在感光细胞。如果一个物体的影像恰好落在穿孔的位置，盲点就会产生。由于盲点位于我们的双眼视野内，所以一只眼睛原本看不到的盲区，会被另一只眼睛看到。下面这个测试会证明盲点的存在。

你需要拿起书（或者在纸上画两个符号来观察），并将手臂伸直。首先闭上左眼，用右眼专心看左面的"十"，只需用余光注意圆点即可。将书慢慢地往前移动，你会发现圆点会先消失再出现。再试一次，这次闭上右眼，用左眼专心看圆点，移动书，"十"会先消失再出现。消失处就是盲点。

你需要准备：

- 一双眼睛（你自己的）

- 一张纸和一支笔（或者直接观察这本书上的两个符号）

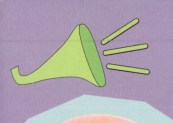

神奇的耳朵

你有一种超能力——听力。你在黑暗中能听见声音，在拐角处能听见声音，甚至能听到来自几千米以外的声音，如爆炸声。

耳廓负责收集来自空气中的声波。当声波沿着外耳道进入耳朵内部时，首先会碰到一个被称为鼓膜的薄膜状皮肤，它就像真正的鼓一样，当声波传来触碰到它时，它会发生振动。

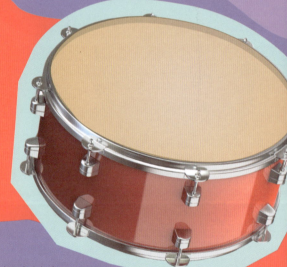

声音是由空气中的各种振动产生的压力波，这些压力波其实一直在你身体周围穿梭，但只有你的耳朵能识别到。

恶心的东西!

黏稠的耳垢

耳垢的学名叫作耵聍，是一种黄色的黏稠状物质，黏在外耳道上，在灰尘和细菌到达鼓膜之前，它们会黏附在耳垢上。随着耳垢积累，小块的耳垢会脱落，从耳朵里掉出来，一般情况下，我们没必要清除耳垢。

为什么我们有两只耳朵？这是因为两只耳朵可以起到定位声源的作用，例如：当左耳先听到声音时，大脑就能判别出声源在左侧。

骨头传递声音

你知道吗？你可以通过颌骨听到声音！

你需要准备：

- 一个收音机

- 牙齿、手、耳朵（你自己的）

著名的音乐家贝多芬失聪后，把一根木棒的一端紧贴在钢琴上，用牙齿咬住木棒的另一端，这样他便听到了钢琴的演奏声。你可以准备一个能使用电池供电的小型收音机，打开开关，把音量调低，咬住收音机（不要咬得太紧），然后用手指堵住耳朵。你听到声音了吗？

警告 远离噪音！

毛茸茸的神经细胞

中耳中三块小小的骨头——锤骨、砧骨和镫骨，是以它们的形状命名的（和铁器有关）。它们传递来自鼓膜的振动，镫骨将振动传到位于内耳的耳蜗。耳蜗内布满了一种顶端具有纤毛的感觉神经细胞，这些纤毛在液体中流动时便产生了神经信号，当信号被传递给大脑时，你就听到了声音。整个过程会在不到一秒的时间内完成。

当鼓膜振动时，中耳内的锤骨、砧骨和镫骨也会跟着振动。镫骨负责将鼓膜传来的振动传到位于内耳的耳蜗。

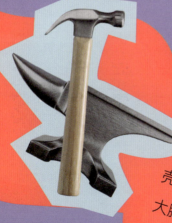

这是真的

乘坐飞机时，你会感到耳朵有胀闷感，这是因为中耳的气压与机舱内的气压不同。气压差会导致鼓膜受到冲击，从而产生耳塞、疼痛的症状。

耳蜗的形状像卷曲的蜗牛壳，耳蜗内的神经细胞负责向大脑传递关于声音的信号。

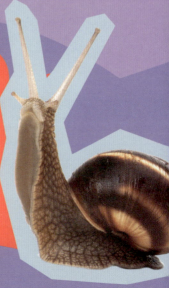

一小块薄膜状的皮肤和三块小小的骨头，威力十足！

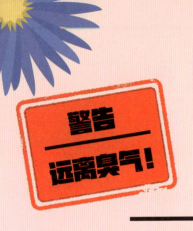

敏锐的鼻子

你有一个很了不起的嗅觉器官——鼻子。看起来普普通通的鼻子其实非常敏锐，它能识别上千种化学物质的气味。

动物的嗅觉一般比人类的嗅觉灵敏得多，比如侦探犬的嗅觉非常灵敏，而有些熊的嗅觉比侦探犬的还要灵敏7倍多。

蚂蚁依靠嗅觉来记住行动路线，鹿利用嗅觉来侦测敌人，狗利用嗅觉来交流，鲨鱼利用嗅觉捕获食物……而对人类来说，嗅觉器官担负着一定的警戒任务：提醒我们食物已经腐烂，或者告诉我们有什么东西在燃烧。食物的味道也会刺激我们的消化系统，让我们感到饥饿，提醒我们吃东西。

嗅觉信息的传递

鼻腔内壁有一块黏膜，分布着若干嗅觉感受器（又叫嗅觉受体）。嗅觉感受器是一种神经元（神经细胞），其树突（参见第58—59页）末端蓬散的纤毛向上延伸到嗅黏膜表面，当飘散在空气中的气味分子钻进鼻腔时，这些树突就会与气味分子相结合，于是嗅觉感受器被迅速激活，并将信息传递给嗅球。

大脑中处理嗅觉信息并理解其含义的结构。

这是真的

嗅球是大脑内专门处理嗅觉信息的结构，约占人的大脑体积的0.01%，许多种鲨鱼其嗅觉中枢占整个脑的2/3。

闻一闻
花的香味

嗯……有点恶心

香水闻起来很香，对吧？或许你知道有些香水的配料就会觉得有点恶心了，其中有鲸鱼粪和灵猫粪。而麝香算是其中受欢迎的成分，它是由雄性鹿科动物分泌的。

专一的嗅小球

每一种嗅觉感受器将信息发送到嗅球的位置是固定的，这个特定的位置被称为"嗅小球"，也就是说，每个嗅小球都非常专一，只接受来自特定嗅觉感受器的信号。大脑中约有 2000 个嗅小球。

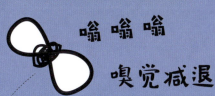

嗡 嗡 嗡

嗅觉减退

女性的嗅觉一般比男性的灵敏。大概从 50 岁开始，人们的嗅觉灵敏度会逐渐减退，80 岁的老人能闻到的气味大概只有年轻人的一半。当然，患重感冒时鼻腔里会充满鼻涕，让人几乎闻不到任何味道……

血腥场面！

鼻整形术

鼻梁由鼻骨支撑，成对的鼻骨在两眼之间的鼻子顶部形成了一个短而弯曲的鼻梁。鼻子的其余部分由柔软的软骨支撑，这就是鼻子容易被挤压、变形的原因。改变鼻子形状的手术被称为鼻整形术，这项技术最早由古印度的外科医生妙闻（Sushruta，音译名为苏斯拉他）发明，他从患者的前额切下一块叶状皮肤，重塑了一个鼻子。

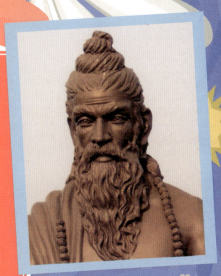

舌尖上的味道

无论是舔棒棒糖还是吮柠檬汁，你嘴里的味觉感受器都会告诉你在吃什么——以及它是否可能会对你的健康产生危害。

最好的品尝工具就是 舌头，这个巨大的、超级柔韧的肌肉组织，表面覆盖着许多味觉感受器。如果你对着镜子仔细观察自己的舌头，就会发现上面有一些小突起，但这些并不是很多人所认为的味蕾。每一个小突起形同乳头，因此被称为舌乳头，在一些舌乳头上面，分布着卵圆形小体，这些才是味蕾，它们能够探测食物的味道。

舌头也是重要的发音器官，能帮助你发出不同的音色。

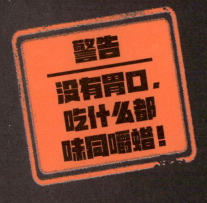

警告
没有胃口，
吃什么都
味同嚼蜡！

你不知道的秘密

味蕾

味蕾依靠味觉感受器（具体来说就是各种神经细胞末端的纤毛）来检测混合在唾液中的各种化学物质，并将信号传递给大脑。

味觉小实验

味觉、嗅觉和视觉有非常紧密的联系，如果你看不见也闻不到，大多数食物的味道尝起来就会差不多。做完下面的小实验你就知道了。

你需要准备：

- 一个苹果

- 一个土豆

- 橙汁、柠檬水（或者别的饮料）

先准备好食物：切一片苹果和一片土豆，使其形状和大小相同，再将橙汁和柠檬水分别倒入两个相同的杯子里。

戴上眼罩（不要偷看），捏紧鼻子。让一个朋友（或家人）随机给你一片苹果或一片土豆，你能尝出是哪个吗？同样地，随机给你一杯饮料，你能尝出是橙汁还是柠檬水吗？

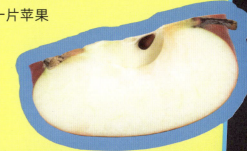

五种基本味道

味蕾可以探测到五种基本的味道：酸、甜、苦、咸和鲜味。

- 酸味通常是一种警告：食物有腐烂的可能。

- 含糖的食物，尤其是含蔗糖的食物，尝起来很甜。糖是人体内的主要能源，所以大多数人都喜欢吃甜食。

- 苦味食物不一定是有害的，有的苦味食物具有清热、降火的功效。

- 咸的食物中含有钠，钠是人体神经组织和肌肉组织中的重要成分之一。

- 鲜味通常来自富含蛋白质的食物（蛋白质分解后形成的氨基酸的味道）。当我们品尝肉类菜肴时，很可能会胃口大开。

这是真的

味觉与嗅觉紧密相连，许多嗅觉失灵的人表示，他们在吃东西时，常常觉得没味道。

触觉敏感度小测验

触觉是非常复杂的感官，包含很多种截然不同的感觉。我们的皮肤能够感知物体的形状和纹理，感受来自物体的压力和震动，并且能区分冷热，简直太神奇了！

触觉主要作用于皮肤，皮肤的真皮层有一系列感受器，与神经系统相连。然而，触觉不仅仅作用于皮肤，关节和重要器官周围的感受器还能让我们探测身体内部的感觉。

触觉感受器通常被称为神经末梢。的确，它们是神经纤维的末端，但由于它们感知的是不同的感觉，所以它们的形状和大小也不同。

感知疼痛： 如果有人用拇指和食指用力捏起你的一小块皮肤，你会感到疼痛，这是因为扩散到表皮的神经树突分支起了作用，当皮肤受到刺激时，它们会发出信号，让你感到疼痛，引起你的注意。有时，这种疼痛会扩散到身体的其他部位。

注意
请勿触摸！

伟大的科学家

路易斯·布莱叶（Louis Braille, 1809—1852）
盲文发明者

布莱叶盲文是专门为盲人设计的一种文字，这些文字表现为不同组合的凸点。盲人可以通过触摸来"读"文字，用一个指尖触摸就能"读"出来。这个系统是由法国盲人路易斯·布莱叶在 1829 年发明的，他的灵感来自"夜间书写法"，当时士兵们用这种书写方式在夜间作战时传递信息。

两点测试

不同部位皮肤的触觉敏感度有什么区别呢？回答这个问题，你只需要一个回形针。

你需要准备：

• 一个回形针

将回形针展开后弯成"U"型，两端点平齐，间距约 2 厘米。用两端轻轻按压皮肤，你能感觉到两点还是一点呢？在身体的不同位置试一试，比如手掌、手指、手臂、脖子、小腿、脚面、脚心……触觉感受器比较多的区域能够同时感知两个点，而触觉不太敏感的区域只能感知一个点。

感知震动： 能够探测到压力的快速变化。

感知拉伸： 手指在桌面上用力滑动时，皮肤会有拉伸的感觉。

感知冷热： 手指皮肤中有许多感受热刺激的感受器，当你无法拿起很烫的食物时，也就不会把食物放进更容易被烫伤的嘴里。

不同的触觉敏感度

在身体的各个部位，每一小块皮肤上触觉感受器的数量分布是不同的，感受器分布较多的部位，触觉会更为敏感。一般来说，指腹的触觉最敏感，小腿和背部的触觉最迟钝。

这是真的

每个指尖都有超过 3000 个触觉感受器。

多亏了反射

有时你还没来得及思考，肌肉的运动就发生了，这一过程被称为反射。可以说，反射是在神经系统的参与下，人体对外界或内部刺激的一种反应。你的感官和肌肉自动协同工作，共同保护身体免受伤害。

反射似乎无时无刻不在发生作用，而我们甚至察觉不到它们的存在。这是身体的一种保护机制，如果没有反射，我们可能会经常受伤，它让我们打喷嚏、眨眼睛、咳嗽，保护我们的耳朵不受噪音损伤，防止我们走路时摔倒。我们从出生那天起就拥有一些反射（有的会逐渐消失），在学习走路和控制身体的过程中，其他一些反射就会像安全断路器一样成为我们内在的本领。

咳嗽能帮助我们排出可能损害呼吸系统的细小颗粒物。

不受大脑控制

脊髓就像神经信号的高速公路，这就是脊髓损伤往往会有严重后果的原因。

当你过生日时，手不小心碰到了点燃的蜡烛，你会先感到疼再缩手，还是会先缩手再感到疼呢？你可能已经知道答案是后者。反射不受大脑控制，它是由脊髓中的神经中枢来控制的，在你反应过来发生了什么之前，肌肉就产生了动作。

注意
小心锋利的图钉！

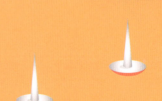

这是真的

部分脑死亡患者会表现出"拉撒路反射"：即使大脑失去所有功能，当患者特定的脊椎位置被碰触时，仍会突然举起手臂，并将双手交叉放在胸前。

"榜上有名" 的反射

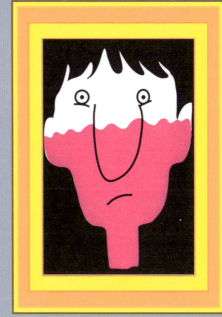

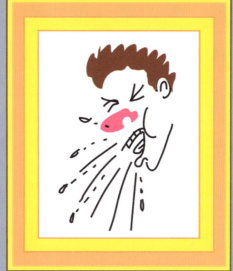

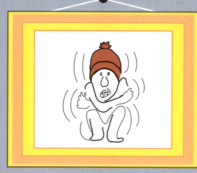

刺激：感觉很冷，体温下降。

反应：颤抖。大块的肌肉快速地抽动，这会产生一些热量让你再次暖和起来。

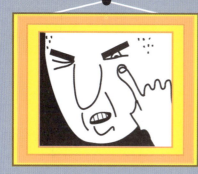

刺激：有东西靠近眼睛。

反应：眨眼睛。

刺激：感到尴尬。

反应：脸变红。这可能是一个信号，表明你对别人对你的看法感到威胁。

刺激：闻到了奇奇怪怪的味道。

反应：打喷嚏。大部分人在打喷嚏前会闭上眼睛，这或许是为了免受喷出来的细菌的伤害。

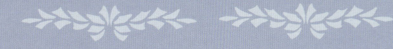

脊髓灰质将感觉器官接收到的信号直接从脊髓传给肌肉，这个捷径被称为反射弧。它在你知道发生了什么之前做出反应。最简单的例子是针刺：你在感到疼痛之前就会缩手。这一切要感谢反射弧和一点灰质。

突出的 "圆球" ！

试一试

膝跳反射

膝跳反射帮助你走路时保持平衡。

坐在一个小腿能自由下垂、双脚悬空的地方，让一位朋友或家人用软锤（或手掌的侧面）轻轻地敲（叩）击你的膝盖肌腱（膝盖下韧带）。你会发现，你的大腿肌肉会收缩，而小腿会急速前踢。这种感觉可能有点奇怪，但只要温柔地敲（叩）击，你想感受多少次都可以。

你需要准备：

- 膝盖（你自己的）
- 一个软锤

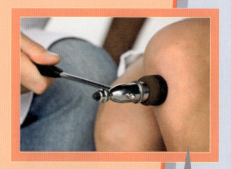

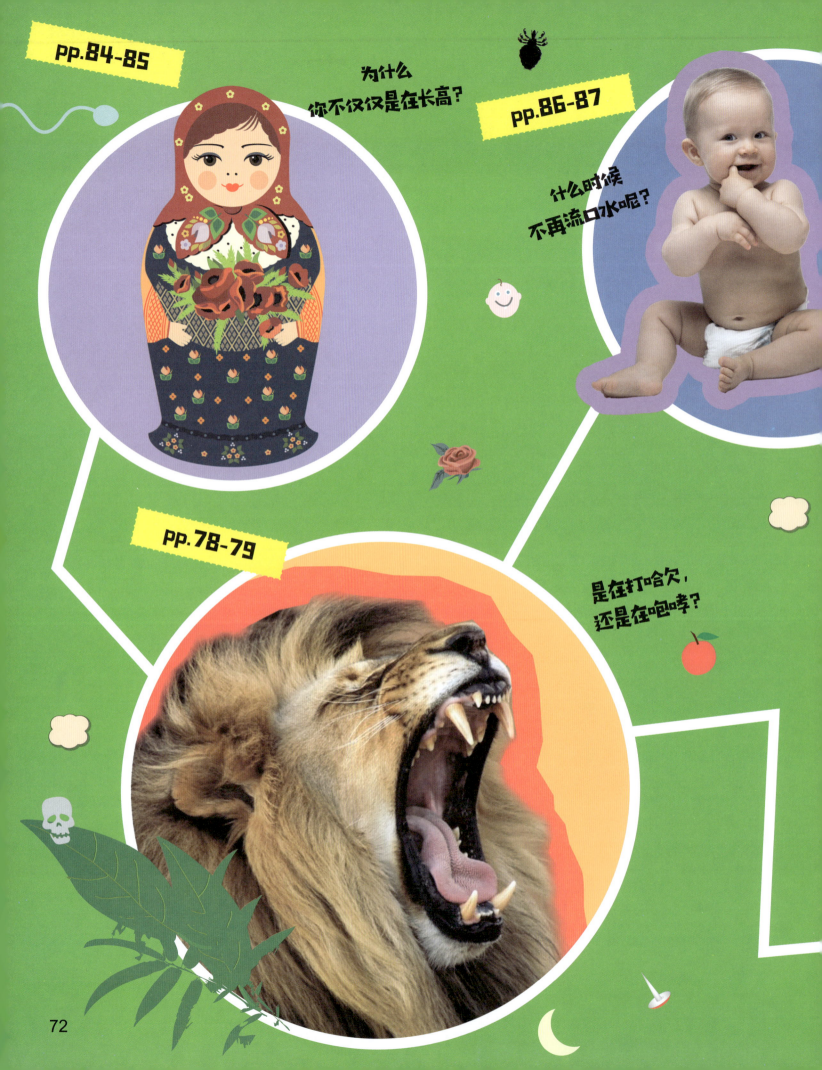

pp.84-85

为什么
你不仅仅是在长高？

pp.86-87

什么时候
不再流口水呢？

pp.78-79

是在打哈欠，
还是在咆哮？

婴儿
是从哪里来的?

pp.80-81

容易导致放屁的
抱子甘蓝!

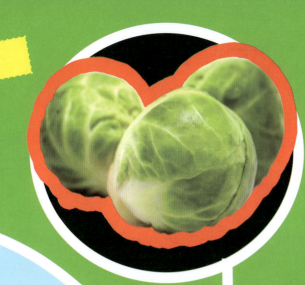

第四章

系统

身体的各个器官是在系统的调控下共同工作的,每个系统都有特定的任务,如消化系统负责从食物中获取能量,运动系统帮助你保持体态、保护内脏,免疫系统帮助你对抗疾病,生殖系统让人类得以繁衍,不同的系统协作,共同保护身体远离疾病,同时调控身体生长。你的身体会通过睡眠进行自我修复,当你处于睡眠状态时,大脑有一种非凡的能力——想象一些根本不存在的东西。

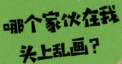

哪个家伙在我
头上乱画?

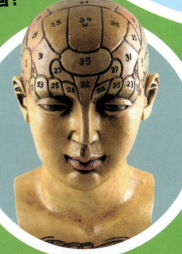

pp.88-89

身体的防御战

当你的身体受到攻击，病菌试图进入你的身体时，你的身体其实已经准备好了"武器"，做好了击退入侵者的准备。当病菌闯入时，免疫系统的运作也就开始了。

更多关于鼻子的知识，参见第64—65页。

即病原体，指的是会让我们生病的微生物。它们有两种类型：病毒和细菌。病毒会引起传染病。

病菌要进入人体内部并不容易，它们可能会通过鼻子、嘴入侵人体，但是，通过空气传播的病菌一般会被密集的鼻毛或黏液挡住，藏在食物中的病菌能被唾液杀掉一部分。

如果我们真的生病了，免疫系统就会开启，这个系统由白细胞主导，不同种类的白细胞会通过不同的方式参与防御战。白细胞一直在身体中巡逻，当发现入侵者时，就会将它们包围、吞噬、消灭，每种病菌都携带一种叫作"抗原"的身份识别标记，这使得免疫系统不会攻击己方的细胞。病菌被打败后，若再次入侵，记忆细胞会以更迅速、更有力的方式做出反应。

你的身体就像铠甲！

这是真的

病毒无处不在，例如：一升海水中的病毒量比地球上的人口还多，但这些病毒几乎对人体无害。

你不知道的秘密

淋巴结肿大

当你感冒时，可能会觉得脖子摸起来有些肿，这其实是淋巴结肿大导致的。淋巴结是人体免疫系统的重要组成部分，在病菌入侵身体后，白细胞会冲向淋巴结准备战斗，导致淋巴结肿大。待感冒好转后，淋巴结肿大的症状会逐渐消失。

联盟的入侵者

细菌

数十亿的微生物生活在皮肤和肠道等部位，有些细菌对我们没有任何伤害，而有些会引起疾病。

病毒

大部分病毒由蛋白质外壳和一个核酸长链构成。病毒在活细胞内寄生，并指示细胞的 DNA 进行复制，最终细胞破裂，更多的病毒被释放进体内。

真菌

一些真菌会引起皮肤疾病，如手足癣。

寄生虫

一些寄生虫会寄生在人体内。例如疟原虫会导致疟疾等疾病，而疟疾会引发贫血等症状。

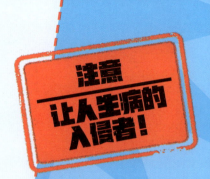

注意
让人生病的入侵者！

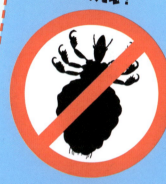

少来烦我！

伟大的科学家

爱德华·詹纳（Edward Jenner，1749—1823）

免疫学之父

爱德华·詹纳是一位英国的医生，他发现了一种利用人体免疫系统保护身体免受疾病侵害的方法。18 世纪 90 年代，他发明了人类史上第一个疫苗，用于预防致命的疾病——天花。他当时的想法是：向人体中注射一种几乎不具伤害力的病原菌，免疫系统便会产生一定的保护物质，这样人体对致命的疾病就会产生免疫力。今天的疫苗也是一样的原理。

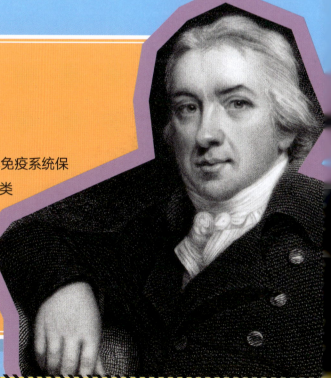

激素的作用

控制和调节身体活动这项艰巨的任务不仅仅依靠神经信号来完成，一种名为激素（hormone，音译为"荷尔蒙"）的化学信使也能发出指令，让身体正常运转。

人体内的激素由内分泌腺合成并直接释放到血液中，从大脑到性器官，分布着十几个内分泌腺，每个内分泌腺都能产生特定的激素，不同种类的激素有着不同的功能（像唾液腺、汗腺、泪腺这些外分泌腺产生的物质不进入血液，而是会排出体外，它们会产生唾液、汗液和眼泪等物质）。

激素的主要作用是使身体在其限度内运作。换句话说，它们可以防止身体变得太热或太冷，太饿或太累，或过度失水。这种使人体保持内环境相对恒定的机制被称为内环境稳定，或内稳态。

**注意
身体一直在工作！**

这是真的

类固醇——体育比赛的作弊者服用的药物，与激素有着相似的作用，这种药物会扰乱人体系统的微妙平衡，甚至致人死亡。

你不知道的秘密

"决策圈子成员"

大多数激素通过一种被称为负反馈调节的机制发挥作用，例如体温调节，当大脑感到体温下降时，它就会频繁地发出释放甲状腺素的命令，这会使新陈代谢率提高，从而使体温上升；当体温升高后，大脑向甲状腺发出释放激素的指令就会减少，体温会有所下降。负反馈调节机制的主要作用正是维持人体内环境的稳态。

内分泌腺会分泌大量激素,后者随着环境的变化在血液中进进出出。

调节水分:抗利尿激素〔ADH〕由下丘脑产生,负责控制体内水分的总量。

改善睡眠:松果体分泌褪黑激素,具有改善睡眠质量的作用。

准备行动:当身体需要快速运动时,肾上腺会分泌肾上腺素,为身体提供更多能量。

控制血糖:当血糖(血液中的糖分)过高时,胰腺会分泌胰岛素,促使肝脏将糖分转化为糖原储存起来;当血糖下降时,胰腺会分泌胰高血糖素,促使肝糖原转化为葡萄糖,从而使血糖升高。

控制代谢率:身体工作的速度——新陈代谢率——是由甲状腺激素控制的。在许多其他工作中,甲状腺激素与控制体温有关。

试一试

血糖测试

你的身体处理糖分的能力有多强呢?试着吃一些美味(但不是很健康)的食物来体验吧。

你需要准备:

- 甜甜圈
- 薯片
- 果汁

午餐时吃一些含糖量高的食物,比如甜甜圈、薯片和果汁(但不是碳酸饮料——记住,这只是在做实验,平时要做到健康饮食哦)。静坐大约半个小时,你有没有感到有些困倦?当糖被摄入人体后,就会刺激胰岛素的分泌,促使肝脏将糖分转化为糖原储存起来。但是,胰岛素的作用太强大了,以至于血糖降到了正常水平以下,这会让你感到有些困倦,直到胰腺分泌胰高血糖素,促使血糖恢复到正常水平。所以,平时一定要做到均衡饮食。

是战斗还是逃跑？

试想，你正在森林里散步，突然，前面蹿出一只狮子，你要怎么办？当你犹豫的时候，你的身体已经做好了准备。在两侧肾脏的上方，肾上腺会向血液中释放一种叫作肾上腺素的激素，短短几秒钟内，你的身体就做好了战斗或者逃跑的准备。这就是"战斗或逃跑"反应，这一反应能够帮助你对抗敌人或逃脱敌害。

肾上腺素赋予了身体强大的力量，并且会让身体产生许多其他变化。请不要害怕，好吧，实际上，一定要害怕，因为当你害怕并感到威胁的时候，身体才会激发"惊人的能力"，帮助你应对危险。

怦怦，怦怦： 你的心跳得又快又猛。血液加速流动，向肌肉输送更多的燃料和氧气，促使肌肉快速活动。

呼吸加快： 血液需要更多的氧气，你的呼吸开始加快，以增加氧气的供应。

怒吼！

不祥的预感： 当胃和肠道的肌肉放松时，你会有种肚子向下沉的感觉。供给它们的能量被转移到骨骼肌，以便为肢体的快速行动做准备。

这是真的

一些"肾上腺素成瘾者"喜欢进行一些危险的运动（如极限跳伞、高山攀登），他们享受肾上腺素分泌带来的刺激。

血管可以通过扩张和收缩来控制血液的流速。

过度恐慌会怎样？

一些专家称"战斗或逃跑"反应为过度警觉。无论你称它为什么，它都是不完美的，有时，它会阻碍你而不会帮助你：如果你呼吸过快，没有进行深呼吸，那么就会导致没有足够多的氧气进入血液中；如果你的肌肉变得非常紧张，你可能就会颤抖，也很难做出精细的动作，比如用钥匙开门锁；在极其恐慌的情况下，你的膀胱和肛门的括约肌会放松，这可能会导致大小便失禁；更严重的情况是，你可能会晕倒……

血管扩张： 你"战斗或逃跑"这一反应会使肌肉中的血管扩张，以让更多的血液进入，这增加了糖和氧气的供应，使肌肉可以更长时间地工作而不感到疲劳。

口干舌燥： 唾液腺暂时停止分泌唾液以节省能量，在这一切结束之前，你是不会想吃东西的。泪腺也是如此，在这一切结束之前，你是不会想哭的。

瞳孔放大： 更多的光线进入瞳孔，你的视野扩大了，这使你能迅速看到眼前东西的移动。

面色苍白： 当肌肉中的血管扩张时，皮肤中的血管收缩，由于到达皮肤的血液变少，所以你的脸色看起来比较苍白。

补充能量： 肝脏将储存的能量转化为糖分，为你的身体提供能量。

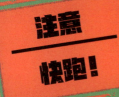

注意
快跑！

摄取营养

吃饭是为了活着，还是活着是为了吃饭？这一问题很难回答，但无论你的答案是什么，你都需要了解身体需要摄取的营养素，以及身体如何消化食物。

人们常说"吃什么长什么"，我们来看看这种说法是否正确。你今天早上吃了什么？也许是一碗麦片、一根香蕉和一个三明治，但你肯定没有吃下一个脑袋、两条腿、一双耳朵。

从食物中摄取营养素这件事有点复杂。食物中的营养素能够维持生命、促进身体的生长和修复，这些物质包括：碳水化合物、脂肪、蛋白质、纤维素、矿物质和维生素（当然还有水）。

碳水化合物

这是一种负责驱动身体"马达"的燃料，在你活动时为你提供能量。含碳水化合物的食品有很多，如全麦面包、燕麦片、土豆等。

脂肪

当你摄入过多的碳水化合物时，它们就会转化为脂肪（吃太多会发胖）。脂肪有各种各样的用途，但通常身体会将它们储存起来，为最坏的情况做准备，以防你在饿肚子时没有能源供应。

蛋白质

蛋白质由氨基酸组合而成，蛋白质为你的身体提供制造和修复细胞的原料。含蛋白质较多的食物有牛奶、鸡蛋、瘦肉等。

纤维素

许多蔬菜和水果中都含有一种名为纤维素的复杂碳水化合物，对我们的身体来说，它们太难消化了。尽管纤维素没有为我们提供营养，但它们能够促进肠道蠕动，帮助我们规律排便。

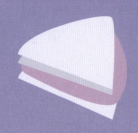
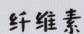

维生素

维生素是维持人体生命活动的必需的化学物质，存在于大多数果蔬中。我们需要从膳食中摄取多种维生素和矿物质。下面的表格列举了几种维生素的食物来源及其作用。

这是真的

相比健康男性，健康女性身体里的脂肪含量更多。

维生素	A	B	C	D
来源	动物肝脏、蛋黄、胡萝卜	谷物、坚果	柑橘类水果、猕猴桃、西红柿	鱼肝油、人体自身合成
作用于	眼睛、肺、皮肤	神经、肌肉、心脏	免疫系统	骨骼、牙齿
预防	夜盲症	脑损伤、心力衰竭	坏血病	骨质疏松

伟大的科学家

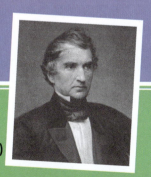

尤斯图斯·冯·李比希（Justus von Liebig, 1803—1873）
肥料工业之父

1840 年，德国化学家李比希发现，对植物来说，最重要的营养素之一是植物从土壤中吸收的氮。植物利用氮合成蛋白质，而没有蛋白质，植物就无法生长。因此，李比希建议，为帮助作物生长，农民可以在土壤中添加富含氮的化学物质作为肥料。这一方法提高了粮食产量，如果没有李比希的发现，世界上粮食的收成可能会减少一半以上。

消化系统

让我们进入消化系统进行一次神奇的旅行吧，在途中，我们将被捣碎，沐浴在酸液中，与细菌混合，并被便便覆盖。

蛋白质对细胞的生长和修复至关重要。

消化是这样一个过程：将食物分解成可以被吸收的小分子物质。身体吸收的物质中，糖（如葡萄糖）为身体提供热量，油脂（油和脂肪）为身体储存能量，蛋白质是身体的"砖"，任何生命活动都需要它们的参与。

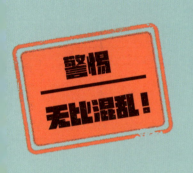

或许，你认为消化是一个复杂且精妙的过程——你是对的！然而，它的启动有一点粗鲁。先是咀嚼——食物在通过食管进入胃部之前会被牙齿切碎。然后，胃壁的肌肉通过收缩和舒张，将胃酸和食物混合起来，将食物溶解成半流体状。当被溶解的食物进入小肠后，其中的营养素就会被带到血液中。

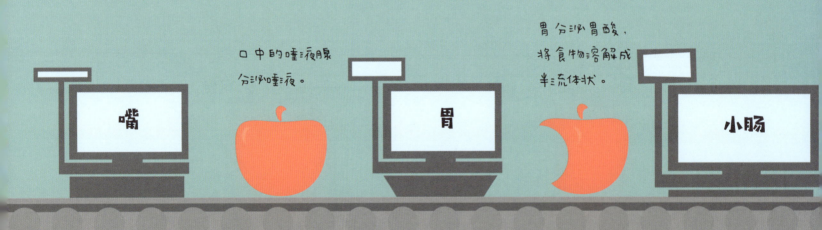

口中的唾液腺分泌唾液。

胃分泌胃酸，将食物溶解成半流体状。

嘴　　　胃　　　小肠

唾液能够润滑食物，使食物容易吞咽。

胃黏膜分泌黏液，保护胃免受胃酸的侵蚀。

混乱的结束

在大肠中，情况变得有些混乱，食物中的水分通过肠壁被吸收，而剩下的食物残渣形成粪便，从肛门排出。如果你忘记洗手，粪便中一些细菌会污染你将要吃的食物，它们可能会对你的肠道发起攻击，甚至让你感到肚子不舒服。

什么味道！

排出废气

大多数的屁是由大肠中的细菌制造的，这种废气包括氮气、氢气、二氧化碳和甲烷。不是所有的屁都有刺激性气味，带臭味的成分是硫化氢，那些含有微量硫黄的食物，如果没有被充分消化，就会让屁带有难闻的气味。有些食物更容易让人放屁，如豆类、孢子甘蓝。

消化酶有什么作用呢？

人体的消化功能不仅依靠胃肠运动的机械性消化，也依靠消化酶作用的化学性消化，不同的消化酶分解不同的食物。

在口中：淀粉酶分解淀粉。

在胃里：胃蛋白酶分解蛋白质。

在小肠中：胰蛋白酶分解蛋白质，磷脂酶分解脂肪，蔗糖酶分解蔗糖（多存在于水果和甜食中），乳糖酶分解乳糖（多存在于牛奶中），麦芽糖酶分解麦芽糖（多存在于谷物中）。

另外，来自肝脏分泌的胆汁消化脂肪。

这是真的

对于一个成年人来说，身体携带的细菌有100万亿个左右，大约是自身细胞数量的10倍。不过，大部分细菌与人体是和平相处的，其中一些有益菌，如嗜酸乳杆菌，能调整肠道菌群的平衡。

小肠主要分为三部分：十二指肠、空肠和回肠。

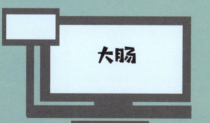

大肠

大肠吸收食物残渣中的水分，使食物残渣形成干硬的粪便。

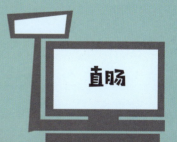

直肠

小肠继续消化食物，被小肠吸收的营养素会进入血液。

在大肠中，食物残渣、机体代谢废物、大量细菌等混合在一起。

大肠的最末一段，下端与肛门相连。

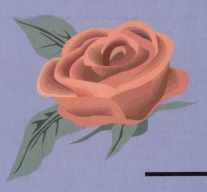

生长

有一种烦恼，每个人都经历过。我们可能希望尽快摆脱它，可一旦摆脱就再也不会有了。这是一种什么烦恼呢？答案是：成长的烦恼。

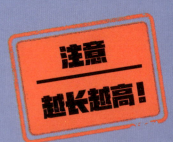

当卵子和精子结合时，生长就开始了。许多年后，受精卵发育成长为一个成年人。女孩在17岁左右停止长高（尽管后面几年长得非常缓慢），男孩在20岁左右停止长高。然而，生长并不仅仅是长高。

生长是这样的一个过程：一个细胞球（受精卵）变成一组特殊的组织和器官，一旦这一发展创造了一个"迷你人"（婴儿），他的身体就会一天天长大。一般来说，一个女孩停止生长时，身高约是出生时的3倍（男性通常长得更高一些）。

一个成年人的体重约是出生时的20倍。

精子与卵子结合形成受精卵。

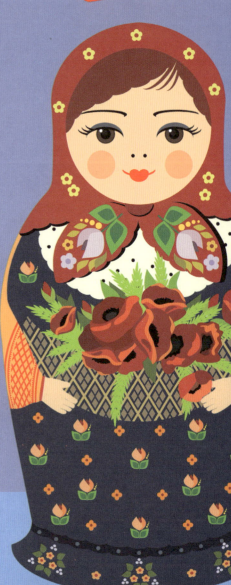

你不知道的秘密

神奇的干细胞

人体生长发育，源于细胞分裂。已经完成分化的特定器官组织细胞，如肺细胞、肾细胞和视网膜细胞等，不再具有让组织生长的分裂、分化能力，它们有各自的"本职工作"。而这些部位想要有新的细胞产生，只能靠干细胞。干细胞可以分化出各种类型的人体细胞。有研究者认为，干细胞可以用于治疗所有的疾病。

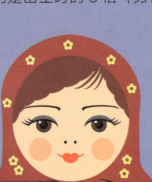

强大的垂体

身高的增长是由生长激素支配的，它会将身体储存的脂肪转化为骨骼和肌肉生长所需的能量。在生命成长的最初几年，骨骼和肌肉又细又长，这是大多数儿童看起来比成人瘦长的原因。生长激素是由脑垂体分泌的，如果脑垂体出现问题，可能会导致生长激素分泌障碍，引发健康问题。

天天向上！

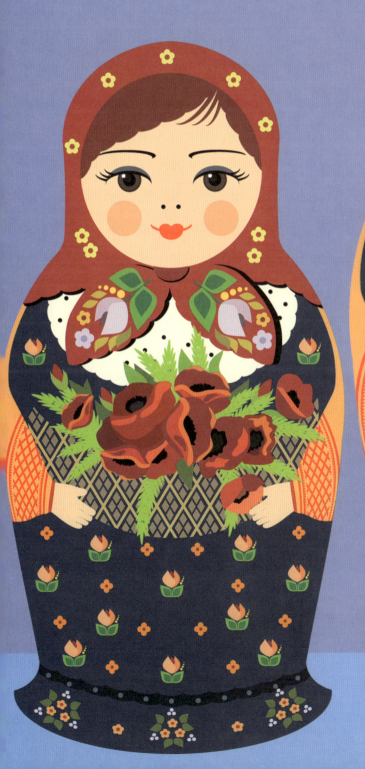

慢慢长大

在生命成长的前三年，孩子身高的增长速度非常快，而另一个高峰期出现在青春期。下面的表格列举了不同年龄段的平均身高，以及一般情况下身体的一些发育特征。

新生儿	50cm	啼哭（经常）
3个月	60cm	微笑（有时）
6个月	65cm	咿呀学语
9个月	70cm	坐稳和爬
11个月	75cm	站立
18个月	80cm	走
2岁	85cm	跑
3岁	95cm	跳
5岁	105cm	跳绳
12岁	150cm	开始进入青春期（一般来说，女孩的青春期在10—18岁，男孩在12—20岁）
17岁	165cm（女孩）175cm（男孩）	

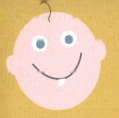

制造一个人

生命是如何开始的呢？当来自妈妈的卵子和来自爸爸的精子相结合时，你的生命就开始了！随后，受精卵在妈妈的子宫内生长发育，大约经过9个月，你就会来到这个世界！

当一个微小的精子遇到一个巨大的卵细胞（人类身体中最大的细胞）时，它就会钻进去，将一套基因交给卵子，卵子则提供另一套基因，这意味着新生命拥有一组不同于母亲或父亲的基因，是独一无二的。受精卵是新生命的第一个细胞，母体会发生变化来保护新生命，这是一种被称为"怀孕"的状态。通常情况下，任何与身体基因组成不同的细胞都会受到免疫系统的攻击，然而，子宫为受精卵提供了一个安全的地方，受精卵随后会迅速分裂，然后形成胚胎，再慢慢发育成胎儿。经过大约9个月，小宝宝就能出生了。

咯咯

子宫壁的平滑肌保护生长中的胎儿。

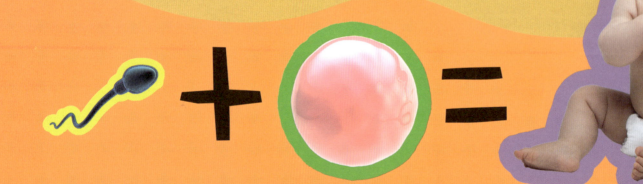

你不知道的秘密

胎盘

胎盘是子宫里的临时器官，通过脐带将母体血液中的营养素和氧气输送给婴儿。婴儿出生时，胎盘随之娩出，脐带也会被剪断。脐带残端将逐渐干燥萎缩，随后脱落，脐带根部将逐渐愈合，最终变成肚脐。

这是真的

18世纪，俄国人费奥多尔·瓦西里耶夫（Feodor Vassilyev）的第一任妻子生了69个孩子。从1725年到1765年，她怀孕27次。

孕期："果"然如此

第一个月

受精卵迅速分裂成一个细胞团，它漂浮到子宫里并牢牢地植入子宫壁，它现在被称为胚胎。

大小：罂粟籽

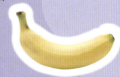

第二个月

胎盘雏形开始形成。一般在6周左右，婴儿的心脏（尽管此时还不具备心脏形态）开始跳动，大概在8周左右，就能就被称为胎儿了。

大小：覆盆子

第三个月

在这个月的月底，所有重要器官的原基（能辨认出的将来发育为某器官的部分）已经形成。这个小小的人儿通过一根脐带与妈妈连接在一起。

大小：李子

第四个月

胎儿长出了手指和脚趾，并有了指（趾）甲。

大小：橙子

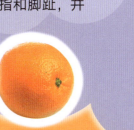

第五个月

皮肤上长出一层细软的胎毛，有时在妈妈的子宫里踢来踢去，妈妈开始感到胎动。

大小：香蕉

第六个月

胎儿的面貌已清晰可辨，能够听到声音。如果现在眼睛还没睁开，那么很快就能睁开了。

大小：生菜团

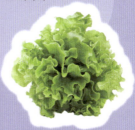

第七个月

子宫有时会练习收缩（一般被称为假宫缩），在分娩过程中，子宫壁肌肉强烈的、有规律的收缩会把婴儿推出来。

大小：菠萝

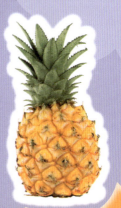

第八个月

此时，胎儿已经成形，但还需要变得更强壮。当胎儿在子宫里转动时，可能会把妈妈从梦中惊醒。

大小：椰子

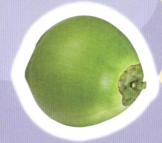

第九个月

胎儿即将为出生做准备，在子宫中的位置下降，重量会推动子宫颈。也许宝宝一出生就能喝到妈妈的奶（很多宝宝会在出生后1—3天内喝到妈妈的奶），初乳是黄色的，富含多种抗体，能够增强宝宝的抵抗力。大概一两天后，宝宝就能喝到富含脂肪的白色的乳汁了。

大小：西瓜

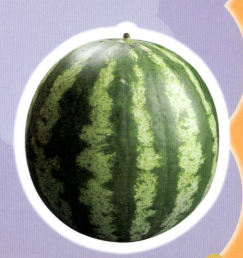

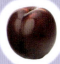

妙不可言的想象力

与其他动物相比，我们的身体并没有太大的不同：鲨鱼也有一个大脑（大多呈"Y"形）；蟋蟀也有一双耳朵（长在一对前足的小腿上）；奶牛也有胃（好吧，它有四个胃）。但是，我们拥有其他动物（或许）没有的能力——想象力。因为有想象力，我们才能创造、发明。

思维是认知过程的高级阶段，探索与发现事物内部的本质联系和规律性。

游荡在你脑海里的声音，源于你，源于你的心智，源于你的自我。如此，你方能解决问题、设定目标、提出新的想法。没有人能真正知道另一个人在想什么，人们用语言向彼此解释自己的想法，这样就可以一起实现一些远大的目标。在过去，人们可能会一起捕猎。如今，人们可能会一起把机器人送上火星。

一切都来自大脑

不知何故，人们习惯将精神和肉体分离，古人认为人的思想来自心脏，不过我们现在已经知道，我们的思想、记忆和情感都来自大脑。我们的思维是由大脑的许多不同区域共同创造的。

你不知道的秘密

"看到"大脑思考的过程

现代医学扫描仪——功能性磁共振成像（fMRI, functional magnetic resonance imaging），可呈现出大脑内血流量的变化。神经活动需要局部血流量增加来供应更多的氧，当大脑某区域活跃起来时，其血流量就会增加，fMRI 能跟踪到信号的改变。fMRI 不仅能表明大脑各区域控制身体的不同部位，还能反映出大脑是如何思考不同事情的。

我们能从大脑受损的人身上看到大脑的重要性——大脑受损会导致走路不稳、吐字不清，甚至会改变人的性格、让人失去记忆……大脑太重要了！我们主要利用大脑的额叶区域来做决策，当然，做什么样的决策取决于我们从之前的亲身经验中学到了什么，以及我们从别人那里学到了什么。

想象的力量

动物会不会像我们一样思考呢？人们目前还不能回答这个问题，或许只有人类才能想象出从未见过的事物，描绘出从未见过的物体，甚至想象出不存在的事物。时不时地，一个人的想法就变成了一项发明、一件艺术品或一种解决问题的方法，想象力也许是我们最强大的力量。思考一下，你可以运用想象力来探索、创作什么呢？

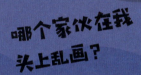

哪个家伙在我头上乱画？

伟大的科学家

勒内·笛卡尔（René Descartes，1596—1650）
"我思故我在"

法国人笛卡尔小时候体弱多病，却非常勤奋，经常卧在床上读书。据说，他在观察卧室里蜘蛛的位置时，发明了直角坐标系。笛卡尔还说过一句名言——"我思故我在"。大概的意思是：我在思考这件事本身证明了我的存在。此时此刻，你在思考吗？

睡眠的故事

人的一生中，大约有三分之一的时间是在睡眠中度过的。睡眠和饮食一样有必要，使身体得到充分休息和恢复，你可以强撑着不睡觉，但终会睡着……（不要尝试！）zzzzzzzz

你开始感到困倦，然后慢慢入睡，在这一过程中，你的呼吸频率和心跳会逐渐减慢，你的感官只能勉强工作。然而，即使你睡着了，你的身体仍在消耗能量，此时，免疫系统高效工作，快速完成修复工作。

一切都来自大脑

入睡后，你的大脑仍在工作，它遵循着以 90 分钟左右（如果算上昏昏欲睡的阶段，大概是 100 分钟）为单位的睡眠周期。刚刚睡着时，你会进入浅睡眠阶段，大概持续 5—10 分钟，你的身体有时会轻微抽动。在接下来的 20 分钟左右，你会睡得相对沉一些，这一阶段一般被称为熟睡眠阶段。再之后，你会睡得更沉，这一深睡眠阶段大概持续 45 分钟，如果你在这个时候被巨大的噪音、剧烈的晃动惊醒，你可能会在接下来的几分钟感到昏昏沉沉。在以上几个阶段，不会出现眼球

人们生病时需要休息，这样免疫系统才能获得更多的能量来修复身体。

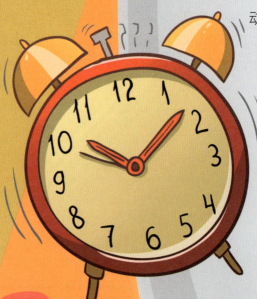

睡眠时间

孩子比成年人需要更多的睡眠：新生儿每天需要 16 小时左右的睡眠，3—5 岁的儿童每天需要 12 小时左右的睡眠，即使是十几岁的孩子，每天也需要超过 9 个小时的睡眠。

昼夜节律

尽管你可能不太熟悉"昼夜节律"这个词，但你也许能猜到它的意思：地球运转，昼夜交替，从白天到夜晚的24小时，我们的生命活动在按一定的规律进行，我们在白天学习、工作、玩耍，在晚上睡觉——至少应该这样。夜幕降临后，体内褪黑激素浓度升高（褪黑激素的分泌受光线影响），让你昏昏欲睡；清晨，褪黑激素浓度降低，让你醒来，迎接美好的一天。如果你跨越数个时区去旅行，你体内的生物钟还不适应那里的白天和黑夜，你可能会在白天感到困倦，这被称为"时差反应"，你需要重新适应。

快速运动的现象，因此被统称为"非快速眼动睡眠"（nrems）。周期的最后阶段被称为"快速眼动睡眠"（rems），你的眼球会快速运动，通常，人的梦都发生在快速眼动睡眠阶段，然而，人们尚且不能解释做梦的真正原因。做梦可能是因为大脑在组织白天的新记忆，或是安抚未被满足的欲望……不论如何，梦都是睡眠周期的一个正常部分，不必为此担心。

这是真的

有的梦只持续几秒钟！

你不知道的秘密

打哈欠！

你在阅读这些关于睡眠的知识时，会不会很想打哈欠呢？人为什么会打哈欠呢？没有人知道真正的原因，但打哈欠确实会传染。打哈欠可能是身体发出的需要睡觉的信号。另外，打哈欠会让人深呼吸，吸入更多的氧气，吐出更多的二氧化碳，这能让身体得到放松，使人精力充沛。

酷酷的词

DNA：全名为脱氧核糖核酸，双螺旋结构，携带遗传密码。

白细胞：免疫系统的重要组成部分，"巡逻"并清除入侵的细菌和病毒。

病原体：身体的入侵者，能够引起疾病，大多数病原体是细菌和病毒。

蛋白质：细胞的重要组成部分，是生命的物质基础。

动脉：将血液输出心脏的血管。

二氧化碳：细胞利用吸入的氧气将营养物质（碳水化合物）分解，碳被氧化成二氧化碳，随着呼气排出体外。

肺泡：肺中的许多小气囊之一，从空气中吸入的氧气从这里转移到血液中。

氟离子：含氟牙膏中一种对酸性物质有较强抵抗力的化学物质，能够帮助牙齿抵御酸的侵蚀。

干细胞：一种特殊的细胞，可以分化出身体里的各种细胞。研究人员认为，干细胞可以用于治疗各种疾病。

横膈膜：位于双肺下面的一片弯曲的肌肉，随着呼吸而上下运动。

静脉：将血液带回心脏的血管。

抗体：以免疫球蛋白为主，用于对抗入侵的病菌。

抗原：一类能够刺激机体产生免疫应答，并能与免疫应答产物抗体和致敏淋巴细胞在体内或体外结合，发生免疫效应的物质。

矿物质：人体内无机物的总称，是人体必需的营养素之一。

扩散：气体分子总是由压力高的一方向压力低的一方移动，物理学将这种现象称为扩散。

括约肌：人体中存在于消化道和泌尿系统中的一种环形肌肉。

毛细血管：在细胞和血液之间输送物质的微小血管。

免疫系统：这一系统能够保护身体，抵御病菌攻击，白细胞是免疫系统的重要组成部分。

脑垂体：最重要的内分泌腺，能分泌生长激素，对生长发育，尤其是对骨骼的生长有重要的调节作用。

内分泌系统： 腺体系统，将激素释放到血液中以控制身体运作。

尿素： 人体消化蛋白质时产生的一种含氮的化学物质，经过肾脏过滤后进入膀胱，最终随尿液排出体外。

青春期： 从儿童阶段到成人阶段的过渡时期，一般来说，女孩的青春期在 10—18 岁，男孩在 12—20 岁。

染色体： 染色体储存着 DNA 结构，是遗传物质的载体。

受精卵： 人体的第一个细胞，由精子与卵子结合形成。

酸： 一种特殊的化学物质，能够与其他物质发生反应，将其溶解。

细胞核： 细胞代谢和遗传的控制中心。

细胞器： 真核细胞中有膜包围的具有一定结构和功能的微小结构。

细胞质： 细胞中除细胞核外的全部物质。

细菌： 单细胞的微小原核生物。

细支气管： 由支气管分裂而成，细支气管在肺的各个方向延伸，这样肺部就充满了空气。

线粒体： 细胞中的一种细胞器，为细胞提供能量，是细胞的"发电站"。

消化酶： 参与消化的酶的总称。

心房： 心脏的上部空间，心脏每次跳动时，心房先收缩，将血液推入心室中。

心室： 心脏的下部空间，心室收缩的力量更大，能将血液高速排出心脏。

血浆： 血液中的半透明液体，主要负责运载血细胞、运输营养物质和代谢废物。

氧气： 人体从空气中吸入的一种气体，没有氧气，细胞将无法存活。

有氧呼吸： 细胞在氧的参与下会释放能量，这个过程被称为有氧呼吸。

译名对照表

A

氨基酸 amino acid

B

白细胞 white blood cell

胞嘧啶 cytosine

逼尿肌 detrusor

表皮 epidermis

髌骨 patella

C

锤骨 malleus

雌性激素 oestrogen

D

大肠 large intestine

大脑 brain

胆固醇 cholesterol

胆红素 bilirubin

胆汁 bile

蛋白质 protein

镫骨 stapes/stirrup

镫骨肌 stapedius

耵聍 cerumen

顶叶 parietal lobe

动脉 artery

E

额叶 frontal lobe

耳廓 pinna

耳蜗 cochlea

F

反射 reflex

腓骨 fibula

肺部 lung

肺泡 alveoli

G

肝脏 liver

肛门 anus

高尔基体 Golgi apparatus

睾酮 testosterone

睾丸 testis

肱二头肌 biceps

肱骨 humerus

肱三头肌 triceps

股骨 femur

骨骼肌 skeletal muscle

鼓膜 eardrum

关节 joint

关节囊 articular capsule

过度警觉 hyperarousal

H

核糖体 ribosome

横膈膜 diaphragm

恒牙 permanent teeth

虹膜 iris

红细胞 red blood cell

喉部 larynx

坏血病 scurvy

J

肌腱 tendon

肌肉 muscle

激素 hormone

肌纤维 muscle fiber

基因 gene

脊柱 spine

肩膀 shoulder

肩胛骨 scapula

碱基 base

角蛋白 keratin

脚踝 ankle

角膜 cornea

睫状肌 ciliary muscle

精囊 seminal vesicle

晶状体 lens

精子 sperm

胫骨 tibia

静脉 vein

K

抗体 antibody

抗原 antigen

矿物质 mineral

括约肌 sphincter

L

阑尾 appendix

肋骨 rib

类固醇 steroid

泪腺 tear ducts

颅骨 skull

卵巢 ovary

卵子 egg

M

盲肠 cecum

盲点 blind spot

毛囊 hair follicle

门静脉 portal vein

免疫系统 immune system

N

内质网 endoplasmic reticulum

鸟嘌呤 guanine

尿道 urethra

尿素 urea

颞叶 temporal lobe

P

排泄 excretion

膀胱 bladder

胚胎 embryo

盆骨 pelvis

皮肤 skin

平滑肌 smooth muscle

葡萄糖 glucose

Q

气管 trachea

器官 organ

前列腺 prostate gland

青春期 puberty

R

韧带 ligament

溶酶体 lysosome

乳牙 milk teeth

软骨 cartilage

S

神经元 neuron

神经中枢 nerve center

肾单位 nephron

肾上腺 adrenal gland

肾上腺素 adrenaline

肾小管 kidney tubule

肾小囊 renal capsule

肾小球 glomerulus

肾脏 kidney

声带 vocal cord

声门 glottis

生殖器 genitals

时差反应 jet lag

食管 oesophagus

视神经 optic nerve

视网膜 retina

受精卵 zygote

输卵管 fallopian tube

树突 dendrite

髓鞘 myelin sheath

锁骨 clavicle

T

胎儿 fetus

胎盘 placenta

碳水化合物 carbohydrate

糖原 glycogen

瞳孔 pupil

脱氧核糖核酸 DNA

唾液腺 salivary gland

W

外阴 vulva

腕骨 carpal

维生素 vitamin

尾骨 coccyx

味蕾 tastebud

胃 stomach

胃黏膜 gastric mucosa

X

膝盖 knee

细胞 cell

细胞核 cell nucleus

细胞膜 cell membrane

细胞器 organelle

细胞质 cytoplasm

细支气管 bronchiole

下颌骨 mandible

下丘脑 hypothalamus

纤维素 cellulose

线粒体 mitochondrion

腺嘌呤 adenine

想象力 imagination

小肠 small intestine

小脑 cerebellum

心房 atrium

心肌 cardiac muscle

心室 ventricle

心脏 heart

性 sex

性别 gender

胸腺嘧啶 thymine

嗅球 olfactory bulb

血红蛋白 haemoglobin

血红素 heme

血浆 plasma

血糖 blood sugar

血纤维蛋白 fibrin

血小板 platelet

血液循环 blood circulation

Y

牙本质 dentin

牙髓 dental pulp

牙釉质 enamel

夜盲症 night blindness

阴道 vagina

阴茎 penis

阴囊 scrotum

Z

战斗或逃跑反应 fight-or-flight response

掌骨 metacarpal

砧骨 anvil

真皮 dermis

枕叶 occipital lobe

脂肪 fat

支气管 bronchus

直肠 rectum

指骨 phalange

轴突 axon

肘部 elbow

昼夜节律 circadian rhythm

子宫 uterus

子宫颈 cervix

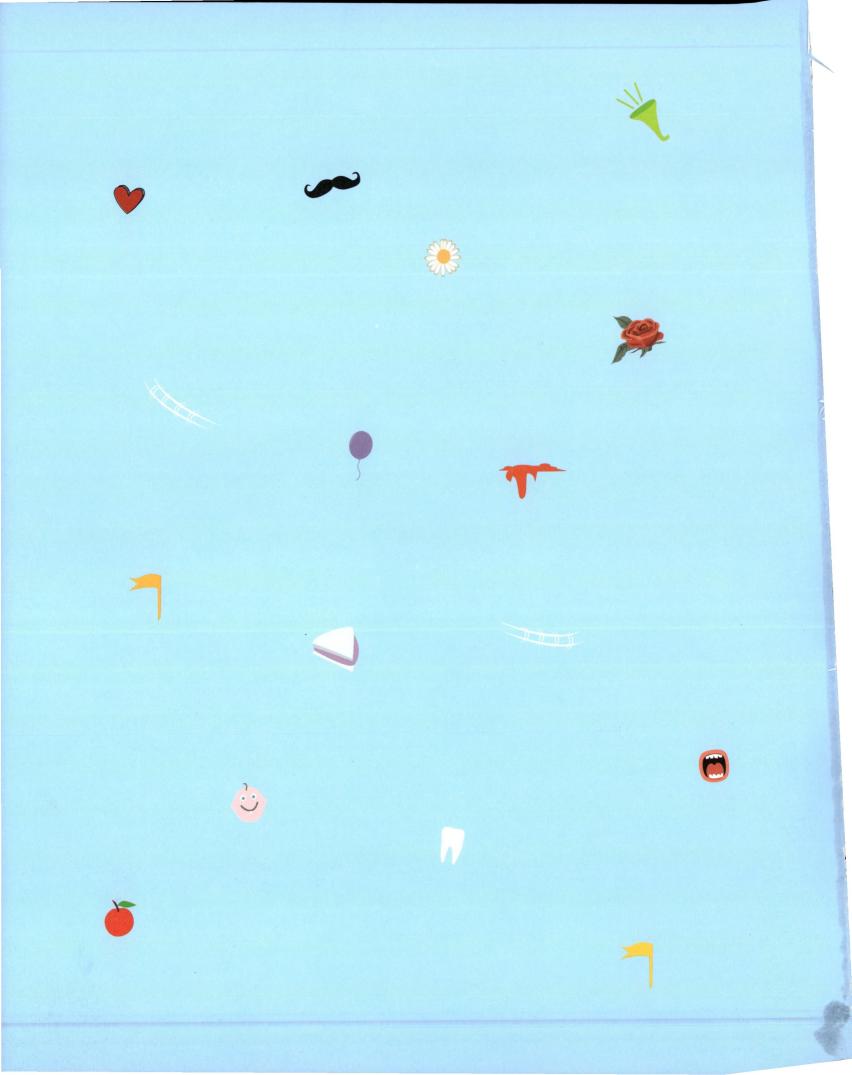